Wie's den Männern mit den Frauen geht und mit sich selbst, wenn sie ehrlich sind

Renate Daimler

Wie's den Männern mit den Frauen geht und mit sich selbst, wenn sie ehrlich sind

21 Antworten

Kiepenheuer & Witsch

Lektorat:
Erika Stegmann

Mitarbeit:
Erna Abel
Peter Daimler
Krista Federspiel
Ilse Flick
Helga Friedrich
Shobha Hamann

Umschlag: Rudolf Linn, Köln
Satz: Froitzheim, Bonn
Druck- und Bindearbeiten: Clausen & Bosse, Leck
ISBN 3 462 02224 5

Ich danke meinen Kindern
Anna und Antonio für ihre Geduld.

Inhalt

Einleitung

Sie fragen mich, wie ich diese Männer gefunden habe? Ich habe sie nicht gesucht, sie sind mir »zugefallen«. Sie standen mit mir an der Bar, ich bin ihnen im Kaufhaus auf die Füße getreten, sie nahmen im Speisewagen neben mir Platz und haben beim Bäcker eine Tüte für mein Brot aufgehalten...
Ich habe sie nicht nach Rang und Namen, nach Alter und Familienstand, nach Glück oder Unglück gefragt. Ich habe sie gefragt, ob sie ehrlich erzählen möchten. Ob sie Lust haben, daß ihnen jemand zuhört. Ohne zu werten, ohne Forderung, ohne Belehrung. Einfach zuhört und aus ihrem Leben wieder weggeht.
Ich wollte die Männer, diese unbekannten Wesen, verstehen und bin oft daran gescheitert: Ich habe aus langen Gesprächen die wichtigen Sätze herausgeschält – und war entsetzt, wie nackt die Worte plötzlich waren. Was Männer über Frauen wirklich denken, wenn sie ehrlich sind.
Ich habe mich bemüht, nicht zu verurteilen, und erkannt, daß wir nicht anders sind als sie. Daß wir in Kindheitsverletzungen gefangen sind, Spiele spielen, Grausamkeiten denken – und tun.
»Meine Männer« haben mich gelehrt, daß Menschen Panzer brauchen, hinter denen sie sich verstecken, damit sie überleben können. Sie haben mir gezeigt, daß wir oft in Illusionen leben, weil wir die Realität nicht ertragen können.
Mit »Joe« bin ich für ein paar Tage aus meiner Realität ausgestiegen. Ich habe mit ihm erfahren, daß ich mit einem Menschen, der mir sein Herz zeigt, viele Barrieren überwinden kann. Ich habe überlegt, ob ich mir erlauben soll, die Wahrheit zu schreiben. Eine Wahrheit, die mich verletzbar

macht. Ich gehe das Wagnis ein, weil ich daran glaube, daß Männer und Frauen nur dann eine Chance miteinander haben, wenn sie ehrlich zu ihren Gefühlen stehen.

Joe, 60 Jahre alt

Eine Begegnung in Fortsetzungen

Ich lehne an der Bar, die Ellbogen auf den Tresen gestützt, und weiß plötzlich, wie Männer sich fühlen. Mit welcher Freiheit sie ihre Blicke wandern lassen, daran gewöhnt, daß Frauen darauf warten, erwählt zu werden, anstatt zu wählen. Rechte, über Jahrtausende erwachsen und noch kaum in Frage gestellt.
Ich glaubte immer, mir diese Rechte auch zu nehmen. Doch erst heute abend in dieser Bar, unterwegs als Beobachterin, sicher und entspannt mit meinem Glas in der Hand, erkenne ich den Unterschied. Stehe ich in der ersten Reihe wie sie – und treffe meine Wahl.
Welchen werde ich ansprechen? Welchen bitten, mir zu erzählen, wer er wirklich ist?
Während ich noch überlege, kommt ER zur Türe herein: »Halli-hallo, ich bin der liebe Joe«, wirft er sich mit lauter Stimme ins Gewühl, und sein Brustkorb sprengt fast das gestreifte Hemd unter dem karierten Sakko. So stark und wichtig kommt er sich vor.
Das ist er.
Den möchte ich gerne nach seinem Leben fragen. Diesen unsympathischen, riesigen Kerl mit dem dichten, gefönten Haar und dem getupften Schal um den Hals. Als könnte er meine Gedanken lesen, steuert er direkt auf mich zu und sagt gönnerhaft: »Hallo, Schätzchen, wie geht's?« Ich schlucke das »Schätzchen«, nehme seine Hand von meinem Arm und trinke mit ihm einen Whisky. Unterbrochen von Witzen, Gelächter und Small talk, taste ich mich langsam an mein Thema heran.

»Sie wollen wissen, wie es mir mit Frauen geht«, sagt er nach dem dritten Glas, und plötzlich ist sein Lachen weg:

»Ich habe vor zwei Jahren einen Schock erlitten, von dem ich mich nie mehr erholt habe. Seither ist alles anders.

Sie war ein junges Mädchen, eine Studentin. Sie hatte Probleme an der Uni und kam zu mir. Ich kenne mich aus in Germanistik, das war immer schon mein Hobby. Ich habe schon einigen dieser Kinder durchs Examen geholfen.

Ich war nie an Frauen unter 20 interessiert. Die sollen ihre ersten negativen Erfahrungen mit jungen Männern machen. Aber bei diesem Mädchen war es anders. Ich mochte alles an ihr. Wie sie sich bewegte, wie sie roch, ja sogar die kleinen Trauerränder unter den Fingernägeln fand ich wunderbar. Ich wollte sie haben. Ich wollte sie und ihren Körper haben. Und da wirft sie sich an meinen Hals und sagt: ›So einen Großvater habe ich mir immer gewünscht.‹ Wenn sie wenigstens gesagt hätte ›so einen Vater habe ich mir immer gewünscht...‹ Aber da hörst du das, und es schockt dich so, daß du es nie mehr vergißt. Dieser Moment war in meinem Leben viel, viel wichtiger als alle amourösen Abenteuer. Denn da passierte etwas Elementares: Ein Mensch macht eine Aussage im Glück – sie hatte ein ›Ausgezeichnet‹ geschrieben, und ich habe ihr dazu verholfen – und ein anderer bleibt dabei auf der Strecke. Und da war es zum ersten Mal ICH. Ich dachte mir, Junge, jetzt guck mal in deinen Geburtsschein.

Ich ging ins Badezimmer und habe mich nach vielen Jahren zum ersten Mal wieder bewußt im Spiegel gesehen und mir gesagt: Joe, du bist kein schöner Anblick mehr. Das Leben hat dir viele Wunden zugefügt. Narben von Operationen, Falten im Gesicht, das Gewebe wird schlaff...«

Joe lacht sein dröhnendes Lachen, aber seine Augen lachen nicht mit: »Mein Gott, wieso erzähl' ich Ihnen das alles? Gerard, noch einen Whisky. Freunde, laßt uns fröhlich sein.«

Im Bruchteil einer Sekunde ist alles wie vorher. Small talk, Witze, Fassade. Aber ich habe für einen Moment sein anderes Gesicht gesehen.

»Meine Freunde glauben«, sagt er, als hätte er wieder meine Gedanken gelesen, »daß ich ein toller Bursche bin, aber total oberflächlich. Und ich pflege dieses Image. Ich brauche es, weil es mir Distanz gibt. Mein innerer Kreis wird nicht berührt, mich kann kaum noch jemand verletzen. Sie kommen ja gar nicht so nahe an mich heran.

Der Joe, der hier mit Ihnen sitzt, ist ein anderer. Und tut genau das, was er geschworen hat, nie zu tun. Ich sollte Ihnen nichts mehr über mich erzählen.«

FORTSETZUNG SEITE 28

»Wir sind zwei verschiedene Rassen, die sich unter Mühen eine gemeinsame Sprache erobern konnten.«

GEORG, 33 JAHRE ALT

Ich mag sein Gesicht. Weich und rund wie sein schwerer Körper, der seine zarte Seele mit einem warmen Mantel dick umhüllt. Die Frauen, die er liebt und später meistens haßt, sind schmal und schön und liegen wie Kinder beschützt in seinem Arm. Sich selbst schützt er mit Worten, die scharf und spitz wie Messer sind, damit ihn die, die näher kommen, nicht erkennen. »La Belle et la Bête« – die Schöne und das Tier, hat eine seiner Frauen im Spaß gesagt. Er hat es ihr nie verziehen.

Die Liebe zwischen Mann und Frau ist eine Illusion mit fünf Buchstaben. Die Liebe ist ein Fluß in Preußen. Man findet ihn in Kreuzworträtseln, meistens auf 17 waagrecht.
Sobald Erotik im Spiel ist, beginnt ein Krieg, in dem du lügen und täuschen mußt, in dem du die Bilder, die der andere von dir hat, möglichst lang aufrechterhalten oder bewußt zerstören mußt. Nichts geschieht unkontrolliert. Jede sexuelle Beziehung ist ein Streß. Und wenn die Liebe vorbei ist, ist auch die Freundschaft vorbei.
Es gibt Sachbuchautoren, die sich dumm und dämlich daran verdienen, der Frage nachzugehen, wie Männer und Frauen miteinander leben können. Ich bin dieser dauerhaften Liebe, wie sie in gängigen Klischees vorkommt, noch nicht begegnet. Für mich ist sie ein Augenblick, in dem ich nur wie Faust sagen könnte: »Verweile doch, du bist so schön...« Und wenn der Augenblick vorbei ist, dann laufe ich diesem Gefühl so lange nach, bis ich wieder über so einen Augenblick stolpere. Und dabei fürchterlich auf die Nase falle. Ich

bin bereit, mich zu verlieben. Ich bin auch bereit, in manchen Situationen ganz tief zu lieben. Aber ich bin nicht in der Lage, den deutschen Schlager zu leben: Du, du, nur du allein...

Ich glaube, daß es die Liebe gibt. Aber sie hat etwas mit der ganzen Welt zu tun. Man kann sie ausstrahlen, und es wäre ungerecht zu fordern, daß sie nur einem einzelnen Menschen gehören soll.

Das Leben mit Frauen ist eine Quelle von Mißverständnissen. Ich habe früher versucht, das Geheimnis ihres Wesens zu ergründen, aber es wird mir immer weniger wichtig. Ich habe es aufgegeben. Ich glaube, daß Männer mit ganz anderen Augen durch die Welt irren als Frauen. Wir kommen aus verschiedenen Galaxien. Ob wir die Außerirdischen sind und sie die Erdmenschen oder umgekehrt, will ich gar nicht diskutieren. Es ist egal. Wir sind alle ratlos.

Wir sind zwei verschiedene Rassen, die sich unter Mühen eine gemeinsame Sprache erobern konnten. Aber in Wahrheit haben wir nichts miteinander zu tun – außerhalb dieser 17 Zentimeter Schwanz.

Und obwohl wir beide dasselbe wollen, müssen immer die Männer erobern. Von der ersten Minute an. Du mußt die Rechnungen bezahlen, du mußt sie ausführen, ins Restaurant, ins Kino, ins Theater... Du bist zuständig für ihren Orgasmus und für deinen. Du mußt dafür sorgen, daß er dir steht...

Manchmal denke ich mir, es ist einfacher, ich buche eine gute Nutte für eine halbe Nacht. Das ist immer noch billiger, als fünfmal mit einem Hasen essen zu gehen, der dann vielleicht auch noch schlecht vögelt. Eine Hure ruft dich nachts nicht an, wenn du verheiratet bist. Sie hat ihren Job. Nämlich dir vorzugaukeln, daß du der Größte bist. Und das ist das einzige, was Männer wirklich wollen.

Das kann man in einer Beziehung schwer zugeben, sonst

wird einem sofort mangelnde Liebe und Gefühlskälte vorgeworfen.
Von mir bekommen die Frauen jetzt, was ich glaube, das sie sich erwarten. Wenn eine bei Vollmond spazierengehen will, dann gehe ich mit ihr bei Vollmond spazieren. Wenn sie taunasse Wiesen mag, kann sie das haben. Wenn sie will, daß ich ihr zuhöre, dann höre ich zu...
Wenn sie gut fickt.
Oder wenn ich sehr vertraut mit ihr reden kann.
Aber das eine schließt das andere meistens aus. Es gibt geile Bettgeschichten oder gutes Verstehen. Eine Frau, mit der ich reden kann und mit der es auch im Bett hinhaut, kenne ich nicht. Ich will mich nicht mit diesem Beziehungsschwachsinn beschäftigen, wo man stundenlang diskutiert: »Warum magst du keine geile Unterwäsche, warum willst du mir keinen blasen, warum läßt du dich nicht von hinten ficken...« Entweder man kann sich miteinander ausleben oder nicht. Wenn man mit dem Objekt seiner Begierde diskutieren muß, ist alles sinnlos.
Wenn ich nach Marokko auf Urlaub fahre, kann ich kein Wiener Schnitzel essen. Auf Frauen übertragen bedeutet das: Wenn die Frau Marokko ist, kann ich von ihr die Landesspezialitäten haben. Und entweder reizt mich das, oder ich lasse es bleiben.
Mein Vater hat mir vermittelt, daß Frauen prachtvolle, gottähnliche Wesen sind – aber nicht geil. Ich habe lange gebraucht, bis ich verstanden habe, daß Frauen überhaupt sexuelle Wünsche haben. Ich war der Meinung, sie liegen mit fließenden Linien da und lassen sich besteigen. Sie erdulden in Schönheit diese animalische, männliche Sexualität.
Ich war bitter enttäuscht, als ich draufkam, daß das nicht stimmt.
Es war nach einer Klassenfeier auf dem Land. Ich fuhr mit dem Zug zurück. Ich war 14 Jahre alt und von der Früchte-

bowle ziemlich angesoffen. Sie saß mir gegenüber, und nach einer Weile habe ich mich zu ihr gesetzt und sie geküßt. Sie hatte einen großen, vollen Busen. Ich griff ihr unter die Bluse und war völlig überrascht, wie weich er war. Es war die erste Brust, die ich in der Hand hatte. Ich war davon beflügelt und hatte die größte Erektion, die mir damals zur Verfügung stand. Noch nie war ich so nah an den verbotenen Früchten dran gewesen. Als sie ausstieg, wollte ich sie unbedingt wiedersehen.
Da sagte sie: »Das geht nicht, ich habe einen Freund.«
Dieser Satz hat mein Frauenbild erschüttert. Ich dachte mir: Diese Sau läßt sich von einem Fremden an die Brust greifen und hat auch noch einen Freund zu Hause. Ich war schockiert, daß gottähnliche Wesen nicht nur geil, sondern auch untreu sind. Es hat mich an eine Szene in einem Roman von Mario Puzo erinnert, in der sich eine Frau in einem Zimmer auf den Boden legt, ihr Kleid hochschiebt und zu einem Typen sagt: »Steck ihn rein.« Wir haben in der Klasse verbotene Literatur ausgetauscht, aber ich konnte mir nicht vorstellen, daß es in der Realität auch so sein könnte.
Die Frau, mit der ich das erste Mal geschlafen habe, kam meinem Anspruch nach einem gottähnlichen Wesen sehr nahe. Ich ging noch ins Gymnasium, sie war 11 Jahre älter als ich. Wir haben uns im Urlaub kennengelernt. Sie hat mich verführt und mich im Glauben gelassen, ich hätte sie verführt. Es war wunderbar. Sie war zärtlich, weich und verspielt. Sie hat mich geliebt und mir überhaupt keinen Druck gemacht. Anna ist die einzige Frau, die meine Freundin geblieben ist, obwohl wir miteinander im Bett waren. Wir sehen uns heute noch. Damals ging es zu Ende, weil sie fast 1 000 Kilometer entfernt wohnte.
Danach gab es massive Einbrüche. Ich wurde zum Freibeuter und versuchte es mit den älteren Schwestern meiner

Mitschüler. Aber Affäre Nummer zwei, drei, vier und fünf waren enttäuschend. Lieblos und banal.
Nach dem Abitur trieb ich mich in Künstlerlokalen herum und ließ mich von Schauspielerinnen und Schriftstellerinnen abschleppen. Es war die Zeit des Feminismus, der Aktion unabhängiger Frauen. Mit Plakaten und Demonstrationen, Schwanz-ab-Parolen, Hexensabbath und allem, was dazugehörte. Die Frauen entdeckten für sich eine neue Welt, und ich durfte – mehr oder weniger zufällig – diese Welt mitentdecken. Ich war ein junger, hübscher Bub, weniger fett als heute, ohne Falten um die Augen und völlig reinen Gedankens. Sicher sehr reizvoll.
Ich fing an, mich für meinen Schwanz fast zu schämen. Ich dachte mir: »Diese armen Frauen, jahrtausendelang geschändet, vergewaltigt, unterdrückt und ausgebeutet von Männern wie ich einer bin.«
Eine der Wortführerinnen nahm mich eines Tages nach einem Trinkgelage mit nach Hause. Sie hat mit mir herumgeschmust, mich geil gemacht, und plötzlich wollte sie, daß ich sie an die Zentralheizung binde und in den Arsch ficke.
Das war mir zuviel. Ich bin geflohen. Für mich war Sex damals noch ein Zusammenfließen der Seelen. Auf dem Gebiet der Geilheit war ich völlig unbeleckt.
Dieses Erlebnis hat mich total durcheinandergebracht. Daß eine befreite Frau geknebelt werden will, war für mich das Maximum an Unterwerfung. Heute kann ich verstehen, daß Emanzipation und sexuelle Praktiken nichts miteinander zu tun haben.
Auf der Uni hatte ich dann Studentinnen. Irgendwelche Tussis aus reichem Hause. Das waren alles so kleine Feuerchen der Leidenschaft, aber keine Buschbrände. Man konnte mit ihnen diskutieren, aber ein guter Fick war nicht möglich. Es heißt nicht umsonst »miteinander schlafen«. Die langweiligste und verlogenste Formulierung überhaupt.

Und dann begegnet mir eine Frau – 10 Jahre älter als ich – und fickt mich so nieder, daß ich geglaubt habe, mir fallen die Ohren ab. Ich habe mir gedacht: »So was triffst du nie mehr wieder, die Alte mußt du heiraten.«

Ich war 21 bei unserer Hochzeit. Bei der Scheidung war ich immer noch 21.

Nach vier Monaten bin ich draufgekommen, daß sie alle in der Umgebung niederfickte. Daß sie sich die Anerkennung der Welt durch möglichst viele spritzende Schwänze in ihrem Unterleib verdiente. Ich habe gelitten wie ein Schwein. Ich hätte sie umbringen können, so haßerfüllt war ich. Heute weiß ich, daß sie auch nur eine Getriebene war. Daß sie immer zu wenig Zuwendung hatte, daß es keinen Vater gab ...

Mit dieser Frau fing die Abkehr von dem an, was mir früher so wichtig war: die Suche nach Zärtlichkeit, nach Herz, nach langem Aneinanderreiben, nach körperlicher Elektrizität. Das gab es bei ihr nicht. Sie hat sensationell geblasen und Sado-Masospiele mit verteilten Rollen geliebt. Einmal hat sie mich beschimpft und mich unterworfen, das nächste Mal wollte sie so genommen werden.

Nach dem Scheitern meiner Ehe habe ich mich mit fünf oder sechs Damen aus der »Lackmösenabteilung« vergnügt. Aber das war auch keine Lösung. Da ist alles so gelackt, so glänzend, so happy. Da gibt es keine Ecken, und die Welt ist nur zum Vergnügen da. Diese hirnlosen Geschöpfe in Pelzmänteln, für die die Bauern auf der Kaffeeplantage in Südamerika so sind, wie sie uns die Nescafé-Werbung verkauft. Mit denen kann man nur vögeln und sich vorstellen, du beleidigst damit das Bürgertum. Aber das hat auch irgendwann ein Ende.

Und dann kam SIE.

Es war wie in einem schlechten Film. Wir sahen uns an und waren total ineinander verliebt. Es hatte überhaupt nichts

Ordinäres. Wenn ich mit ihr an der U-Bahnstation verabredet war, fuhr ich die Rolltreppe hinauf, und da stand sie schon oben – mit ausgebreiteten Armen. Sie lief mir mit einem Lachen entgegen, sprang auf mich, und ich habe sie gehalten. Mir kamen die Tränen vor lauter Glück. Sie war erst fünfzehn, aber kein Kind mehr. Klug, neugierig auf das Leben. Sinnlich, erotisch – sie hatte alles, wonach ich mich immer gesehnt habe.
Nach dreieinhalb Jahren der vollkommenen Liebe mußte ich zum Militär. Ich bin im Dreck gerobbt, und sie hat sich inzwischen einen anderen genommen. Von da an war ich nur noch besoffen und kroch auf allen vieren. Ich war zum Untergang im Alkohol entschlossen. Ich habe mich dem voll hingegeben und mein Leid genossen. Wichtig war, daß das Mädchen alles mitbekam. Ich wurde ein lallender, weinerlicher Trottel und immer unattraktiver.
Diese Geschichte hat mir das Herz gebrochen.
Da tauchte die geschiedene Frau eines Freundes auf. Julia war verzweifelt und wollte Solidarität im Unglück. Ich ließ sie vorübergehend bei mir wohnen. Sie hatte wenig Geld und brachte aus ihrer Ehe nichts mit als eine Katze, eine Brotdose und einen Gummibaum. Und irgendwann, als wir betrunken waren, gingen wir miteinander ins Bett – wenn der Schwanz steht, setzt das Hirn aus.
Als zwei Jahre vergangen waren, sagte sie noch immer: »Bärchen, du setzt mich doch nicht auf die Straße?«
Also habe ich mich selbst auf die Straße gesetzt. Ich konnte es zu Hause nicht mehr aushalten. Ich bin herumgezogen und habe 500 Weiber gevögelt und mich angesoffen. Julia war lieb, menschlich und fürsorglich. Aber ich brauche niemanden, der meine Unterwäsche wäscht und meine Hemden bügelt. Das kann ich selbst. Wir hatten uns nichts zu sagen. Nach dem 1000. Orgasmus in einer Frau ist es nicht mehr interessant, wenn man verschiedene Ziele im Leben hat. Ihre

Wünsche haben auf kleinem Raum stattgefunden. Sie wollte einen Mann und Kinder, eine Wohnung und jemanden, mit dem sie die Freizeit verbringt. Das war nicht meins. Ich will mich unterhalten, aber nicht über die neue Waschmaschine. Es ist mir scheißegal, wie viele Umdrehungen sie in der Minute macht und ob das Preis-Leistungs-Verhältnis stimmt. Diese kleinen Sorgen des Alltags, mit denen Frauen sich beschäftigen, sind langweilig.
Ich wollte, daß sie daran Anteil nimmt, wie es den Sandinisten in Nicaragua geht, und daß es ihr nicht egal ist, wenn in Afrika Freiheitskämpfer eingesperrt und gefoltert werden. Aber während ich politische Zeitschriften las, studierte sie den Quelle-Katalog. Solche Unterschiede lassen sich durch den besten Sex der Welt nicht planieren.
Nach fünf Jahren habe ich endlich – gemeinsam mit ihrem Ex-Mann – eine Wohnung für sie gefunden.
Wenn mich heute die Einsamkeit anspringt und mein Herz zu Asche zerfällt, dann wünsche ich mir manchmal, wieder mit einer Frau zu leben. Aber ich halte es nicht durch. Nach drei Monaten wird die Situation unerträglich. Ich kann permanente Nähe nicht ertragen. Wenn ich eine Frau mag, dann geht von ihr ein Strudel aus, ein Sog, der mich wegzieht. Dann genügt es mir, mit ihr auf dem Markt einzukaufen, gemeinsam zu kochen und die Abende auf der Couch zu verbringen. Und irgendwann bekomme ich die Panik und denke mir: »Hilfe, wo ist hier der Notausgang?«
Die Frauen, die mir gefallen, sind für den Alltag sowieso nicht geeignet. Ich glaube, daß ein Mensch im Leben nur einen Fehler macht, aber den immer wieder. Die Verhaltensmuster wiederholen sich, und daher wiederholen sich auch die Typen, zu denen man sich hingezogen fühlt. Ich bin ein williges Opfer von selbständigen Frauen, die man sich nicht mit einer karierten Schürze am Bügelbrett vorstellen kann. Frauen, die auftreten und die Gesellschaft durcheinander-

wirbeln. Durch das, was sie sagen, durch das, was sie denken. Durch ihre Ausstrahlung.
Das sind aber nicht die, mit denen man Ringe tauscht, Kinder bekommt und eine familiäre Beziehung aufbaut. Die schließlich damit endet, daß man gemeinsam Thomas Gottschalk im Fernsehen anschaut.
Wenn ich das Wirrwarr meiner Seele durchwandere, sehne ich mich manchmal danach, in einem weichen Arm zu liegen und einfach tiefer zu rutschen. Mein Gesicht auf die sanfte Wölbung eines Bauches zu betten. Und in diesem warmen Glück zu verharren.
Ich kenne solche Momente nur mit Frauen, auf die ich nicht geil bin. Sobald der Sex dazukommt, ist es aus. Dann beginnt der Kampf. Und die Schwäche, die du zeigst, wird dir als Mann nicht verziehen.
Mich kann eine Frau auch nicht beschützen. Weil sie gar nicht merkt, wenn es mir schlechtgeht.
Die Liebe ist immer nur ein Augenblick. Von hier bis zum Horizont. Es gibt Momente, in denen ich eine Frau erkenne, in denen mir das Herz übergeht. Aber nach einer halben Stunde kann das schon wieder vorbei sein.
Die Erinnerung an den Augenblick bleibt.
Doch der Alltag mit einer Frau läßt mich dumpf werden. Ich bin dann nicht mehr flexibel im Denken, meine Kreativität wird eingeschränkt. Mich beflügeln Auseinandersetzungen, Wahnsinn, Höhen und Tiefen.
Auch das Leid.
Wenn man mich fragen würde: »Was wählen Sie zwischen dem Nichts und dem Leid?«, dann wäre meine Antwort: »Natürlich das Leid.«

Joe, 60 Jahre alt

Fortsetzung von Seite 17

Das Café, in dem wir uns am nächsten Tag treffen, ist weit weg von seinem Revier und von seinen Freunden. Joe hilft mir aus dem Mantel und legt seine Hand auf meine Schulter. Ich zucke zusammen, und er sagt: »Entschuldigen Sie bitte, ich weiß, das ist nicht unser Thema. Aber ich habe Mühe, Sie nicht anzufassen. Sie gefallen mir.«

Ich stottere irgendwas von »Abgrenzung« und »das müssen Sie verstehen, ich kann ja nicht mit allen Männern, die ich interviewe...«. Er versteht, bittet mich aber, beim nächsten Treffen etwas »Unerotisches« anzuziehen. Ich sehe schuldbewußt an meinen getigerten Leggings hinunter und denke über »korrekte Arbeitskleidung« nach.

Seine Offenheit bringt mich so aus der Fassung, daß ich es nicht schaffe, mein Tonband in Betrieb zu nehmen. Nichts bewegt sich, und Joe sagt erleichtert: »Geben Sie mir noch einen Tag Zeit. Der Gedanke, daß ich an Dinge rühren soll, die ich jahrelang verdrängt habe, macht mir angst.«

Am nächsten Tag trage ich ein weißes, loses Kleid. Joe hilft mir wieder aus dem Mantel und sagt: »Es nützt nichts. Sie können anziehen, was Sie wollen. Wir werden nie mehr darüber sprechen, aber ich muß es wenigstens einmal sagen dürfen: Ich begehre Sie.«

Ich will ihm nicht als Frau gefallen. Ich möchte ein Mensch sein, der ihm zuhört. Aber während er mir in einer leeren Pianobar, die sich erst am Abend füllen wird, gegenübersitzt, streckt Joe immer wieder seine

Hand nach mir aus und zieht sie zurück, als hätte er sich verbrannt.

Fortsetzung Seite 37

»Mit ihr habe ich gelernt: Zuerst kommt das Herz und dann der Schwanz.«

Thomas, 50 Jahre alt

In dem kleinen Ort am See, der meine zweite Heimat geworden ist, hat er seinen Lebensmittelladen direkt neben der Kirche. Mit dem Bleistift hinterm Ohr und seiner grünen Schürze gehört Thomas zu den Ferien wie der alte Bootssteg, der nach Holz und Sonnenöl duftet. Und wenn er in der Mittagspause sein schönes, verwittertes Ruderboot losmacht und mit einem Picknickkorb ans andere Ufer fährt, nimmt er gerne eine der hübschen Touristinnen mit.
Wie jeder im Dorf, kenne ich seine Liebesgeschichte. Die Gärtnerin Klara, mit der er zwei Jahre zusammen war, ist ihm im Urlaub, mitten in London, auf dem Piccadilly Circus, weggelaufen. Weil er immer den anderen Weibern nachgeschaut hat, weil er zu oft betrunken war. Seither bemüht er sich um sie und läßt keine Gelegenheit aus, ihr seine Liebe zu zeigen.

Ich war total oberflächlich. Ich habe nicht einmal verstanden, was mir die Klara bedeutet. Sie ist unscheinbar, und als ich sie kennenlernte, habe ich sie kaum wahrgenommen. Sie hat mich geliebt und verwöhnt, und ich dachte, das muß so sein. Ich bin mit ihr ins Bett gegangen und habe sie ausgeführt. Zu mehr war ich nicht imstande. Sie hat gegeben, von mir ist wenig zurückgekommen. Erst als sie mir weggelaufen ist, wurde mir klar, wie faszinierend sie ist, was ich ihr alles verdanke. Sie ist eine Frau, die Ruhe ausstrahlt, die den Sinn des Lebens gefunden hat. Ich habe noch nie so einen wunderbaren Menschen geliebt.
Ich war 18 Jahre mit einer Frau verheiratet, die mich in den letzten Jahren nur noch gelangweilt hat. Wir haben uns durch das Geschäft auseinandergelebt. Ich mußte um vier

Uhr morgens auf den Großmarkt, und wenn ich am Abend nach Hause kam, war ich fix und fertig.
Meine Frau war prüde. Sie kann nichts dafür, es war ihre Erziehung. Ich habe gegen Ende unserer Ehe oft meinen Schwanz nicht mehr hochgekriegt, weil alles so banal war. Wenn ich schon weiß: »Heute ist Sonntagmorgen, heute mach' ich meine Nummer.« Dann rutscht sie im Bett ein Stückchen auf die linke Seite, und ich schiebe ihn ihr von vorne hinein. Immer dasselbe. Da vergeht einem doch die Lust. Ich möchte es gerne auch einmal woanders machen. Auf dem Küchentisch, in einem Fahrstuhl, am Strand, im Wasser an einer Boje, auf der Autobahn...
Sie wollte nur das Herkömmliche. Und dann am liebsten im Dunkeln, mit der Bettdecke drüber. Ich hätte gerne an ihr herumgeschleckt, von den Füßen aufwärts bis zwischen die Beine... Dann den Schwanz ein bißchen reingesteckt und eine kleine Nummer gedreht. Dann wieder raus und weitergespielt. So was finde ich schön.
Meine Frau hätte mir das nie erlaubt. Sie hätte gesagt: »Geh, hör auf, du Spinner...« Oder vielleicht sogar »Du alte Sau«. Aber was ist schon eine Sau? Eine Sau wälzt sich im Dreck, weil es ihr guttut. Das ist doch normal.
Mit einem Menschen, mit dem man so lange verheiratet ist, kann man sowieso keinen guten Sex mehr haben. Das geht nur mit einer Geliebten. Sich gehen lassen, sich fallen lassen, richtig frei sein. Eine Frau muß mich anheizen, muß mir von den Augen ablesen, was ich mir wünsche. Ich möchte, daß sie mit mir Spiele spielt, mich auch einmal vernascht. Ich möchte ihr sagen können, was mir guttut, und dabei nicht lügen müssen.
Als ich das erste Mal meinen Schwanz nicht mehr hochgekriegt habe, bin ich ganz schön erschrocken. Ich dachte mir: »Mensch, jetzt ist es aus, jetzt geht es nicht mehr.« Meine Frau sagte gar nichts.

Das ist der Moment, wo du Bestätigung suchst. Wo du losgehst und eine andere Frau brauchst. Ich hatte immer nur große Frauen. Ich fand eine ganz kleine. Als die auf mir saß, hatte ich alles auf einmal – die Brust, die Füße – da hab' ich richtig spielen können. Und dann war ich nur noch happy, weil ich gemerkt habe, daß es wieder geht.
Ich war immer häufiger von zu Hause weg. Meiner Frau ging es wohl genauso wie mir. Jedenfalls hat sie eines Tages einen Menschen gefunden, mit dem sie seither täglich zusammen ist.
Wir haben uns einvernehmlich scheiden lassen. Ich verstehe mich gut mit ihr, wir sind Freunde geworden. Aber ich kann mir nicht vorstellen, mit ihr jemals wieder ins Bett zu gehen. Ich hing nicht mehr sehr an meiner Frau. Trotzdem war die Scheidung ein Schock. Ich war plötzlich einsam. Ich saß zu Hause, und niemand war um mich herum. Ich ging am Sonntag spazieren – allein. Ich hatte kein Interesse an anderen Frauen. Man sollte denken, daß man rumläuft und ordentlich durch die Gegend wildert. Das tut man aber nur, wenn man in einer festen Beziehung ist. Wenn die Alte kurz verreist und man die Gelegenheit nützen muß. Meinen geschiedenen Freunden ist es genauso ergangen.
Ich war frei, und plötzlich war ich gar nicht mehr so heiß drauf. Wenn man den Gelegenheiten nicht mehr nachlaufen muß, dann ist die Luft raus. Die kleinen Abenteuer, wo das alles schnell geht, sind ja auch nicht schön. Ich möchte eine Frau erobern, sie muß sich rar machen ... Ich brauche einen Menschen, mit dem ich reden kann.
Früher war das anders. Da habe ich gezählt, wie oft ich gestoßen hab' und wie schnell ich anschließend die nächste Nummer fertigbringe. Diesen Leistungszwang habe ich nicht mehr. Wenn es nicht gleich funktioniert, dann nehm' ich ein bißchen die Finger, oder wenn die Frau mir liegt, dann lecke ich sie. Ich gehe an die Sache viel entspannter

heran, viel langsamer, viel intensiver. Ich lass' mich fallen, ich denk' an nichts.
Manchmal wünsche ich mir eine Frau im Bett, die mich richtig schikaniert. So eine Sau, die mich schlägt und anpißt. Eine richtig scharfe Domina, die's mit Gewalt macht. Die mich peitscht und erniedrigt und mich dann nicht ranläßt. Das wäre mein Traum. Das schwirrt mir immer wieder im Kopf rum, aber ich hatte noch keine Gelegenheit dazu. Ich getraue mich nicht, das einer Frau vorzuschlagen. Obwohl nichts dabei ist. Es müßte ein Mensch sein, vor dem ich Achtung habe. Keine von den leichten. Das gibt mir nichts. Sie müßte mit einem ernsthaften Charakter ausgestattet sein.
Ich wünsche mir, daß ich es mit der Klara tun könnte. Aber es ist gefährlich. Ich habe Angst, daß ich süchtig darauf werde, daß es mir anders nicht mehr gefällt. Das geht ja dann ins Unendliche. Man sollte so einen Gedanken am besten gar nicht aufkommen lassen.
Einmal habe ich einer Kundin Lebensmittel ins Haus geliefert. Sie hat mir Tee gekocht und mir Cognac angeboten. Eine schöne Frau. Und wie ich so bei ihr im Zimmer steh', sagt sie plötzlich: »Zieh mal die Hosen runter.« Da hab' ich meine Hosen ausgezogen, drei übereinander, wegen der Kälte – und als ich so dastand, kam sie mit Schnürsenkeln daher. Ich hatte soo eine Latte. Sie hat mir den Zipfel abgebunden und dann die Eier – ganz fest. Ich dachte nur noch eines: »Jetzt muß ich sie vernaschen.« Aber sie sagte: »Zieh deine Hose hoch und geh!«
Ich ging in den Laden zurück. Es war gegen Abend, und ich hatte nur noch drei oder vier Kunden. Ich habe mich ganz langsam bewegt, damit die Schleife an meinem Schwanz nicht aufgeht. Da hätte mir einer hundert Mark geben können – ich hätte mich nicht nach den Kartoffeln gebückt. Ich bin wie ein Gockelhahn stolziert und war richtig verliebt in dieses Schuhband ... Es hat so schön gesessen.

In meiner Jugend fand ich mein Glied zu klein. Ich war ein bißchen enttäuscht, wenn ich die anderen im Schulhof sah und dachte mir: »Ich möchte auch so einen Prügel haben.« Über so was bin ich hinweg. Heute weiß ich, daß er ganz normal groß ist. Er ist steif und fest, und ich kann eine Frau befriedigen. Jedenfalls ist er besser als so ein langer, dünner. Manche Frauen mögen gern, wenn man ihn hinten reinschiebt. Letzthin habe ich eine zu einer Bootsfahrt eingeladen. Wir sind so dahingetrieben, sie saß auf mir und hat ein bißchen auf meinem Schwanz rumgeritten. Dann habe ich ihr den Rücken eingerieben, da lief das Öl am Arsch runter, und ich habe ihr den Finger reingesteckt. Und ehe sie sich's versah, habe ich ihr den Schwanz reingeschoben. Das war schön.

Ich suche nicht nach Abenteuern, ich nehme, was kommt. Ich warte auf meine Gärtnerin, zu ihr möchte ich zurück. Aber ich brauch' was dazwischen. Ich kann es mir ja nicht immer selber machen oder ausschwitzen.

Ich vergleiche alle anderen Frauen mit ihr. Letzthin war ich mit einer wieder auf dem Boot. Wir wollten uns vernaschen, ich hatte einen wunderbaren Steifen. Auf einmal habe ich ihre Schamhaare gesehen. Die waren blond und sahen ganz verpieselt und mickrig aus. Meine Gärtnerin hat schwarze, das ist viel reizvoller. Zack, wie ich ihn reinstecken wollte, ist er mir zusammengefallen.

Wenn ich mit einer Frau schlafe, die ich nicht liebe, dann mag ich sie auch nicht lecken oder ihr eine Scheibe Schinken zwischen die Beine legen, die ich dann aufesse. Dann wünsche ich mir, daß sie ganz schnell danach geht. Ich warte aus Anstand eine halbe Stunde, aber dann muß ich sofort unter die Dusche und mir alles wegwaschen.

Wenn ich einen Menschen gern habe, wenn alles stimmt, dann putze ich mir bis zum nächsten Tag die Zähne nicht, dann wasche ich mich nicht. Dann lauf' ich rum und weiß,

daß das alles naß war. Dann will ich ihren Geruch behalten und mich am liebsten selber abschlecken.
Es gibt drei Klassen von Frauen. Wenn du einmal die erste Klasse hattest, tust du dir mit den anderen schwer. Nicht nur im Bett.
Es war nie langweilig mit Klara. Auch nicht im Bett. Ich liebe ihren Körper und ihre Haut. Wenn ich sie rieche, wenn ich sie sehe, werde ich naß in der Hose, da habe ich hundert Flugzeuge im Bauch. Ich kann verstehen, daß sie mich damals sitzenließ. Es war das Ende einer langen Mißachtung. Sie hat mir gezeigt, wo's lang geht, daß man mit einem Menschen nicht so umspringen kann.
Klara hatte Brustkrebs. Sie geht viel bewußter mit dem Leben um. Mir gefällt das. Ich habe viel von ihr angenommen. Sie kann sich ans Wasser setzen und einfach zusehen, wie sich die Blätter an den Bäumen färben. Manchmal, wenn ich mit ihr so sitze, dann merke ich, wie mein Herz sich öffnet. Da juckt's mich nicht mehr am Schwanz, da will ich sie nur umarmen.
Mit ihr habe ich gelernt: Zuerst kommt das Herz und dann der Schwanz.

Joe, 60 Jahre alt

Fortsetzung von Seite 29

Joe spielt den Charmeur und scheint vergessen zu haben, daß er mir sein Leben erzählen will. Er bestellt ein Glas Sekt nach dem anderen, bis die Zeit schwerelos wird. Nach einer langen Weile frage ich: »Joe, wie waren Ihre Eltern?« – und zerstöre mit diesem Satz die ganze Leichtigkeit.

»Meine Mutter hat es sich einfach gemacht. Sie starb, als ich acht Jahre alt war. An einer blöden Infektion. Sie war im Krankenhaus und eigentlich schon wieder gesund. Wir durften sie abholen. Ich ging an der Hand meiner Großmutter und hatte einen blauen Matrosenanzug an. Und dann ist mir nur noch in Erinnerung, daß sie sich sehr gefreut hat und aufgestanden ist. Sie war wunderschön und hatte langes, braunes Haar. Und plötzlich fällt sie um und ist tot. Von einem Blutgerinnsel. Nein, nicht tot, sie stirbt vor meinen Augen. Meine Mutter hat mich sehr geliebt. Das weiß ich, weil sie mich so oft verprügelt hat. Ich habe Jahre gebraucht, um mich nicht nach Prügel zu sehnen. Ich kann mich noch genau erinnern, wann ich es zum ersten Mal gespürt habe:

Ich war sechs Jahre alt. Es war Weihnachten. Sie hat mich wegen einer Lächerlichkeit geschlagen, und ich mußte vor der Speisekammer auf einem Holzscheit knien. Vor der Speisekammer hing ein Sack mit Äpfeln. Den habe ich ausgefressen, weil mir so langweilig war und weil mir die Knie so weh taten. Das waren aber die Äpfel für den Strudel gewesen.

Da hat sie mich in die Stube hereingeholt, mir die

Hose heruntergezogen und mich noch einmal geschlagen, ›den Unverbesserlichen, der während der Strafe schon wieder was Schlimmes macht‹. Und plötzlich spüre ich ein Lustgefühl und merke, daß mein Glied steif wird. Von da an war es wie eine Sucht. Ich habe sie gequält, damit sie mich schlägt. Ich habe schon vorher viele Hiebe bekommen. Aber von da an hat es mir wirklich gefallen.
Meine Mutter war nie zärtlich zu mir. Sie hatte wenig Zeit, sich um mich zu kümmern. Wir waren ziemlich arm. Mein Vater war Offizier und hat das wenige Geld für Uniformen und gewichste Stiefel ausgegeben. Die Mutter hat Petit-Point-Stickerei gemacht – für andere Leute.
Mein Vater hat mich nie geküßt oder umarmt. Vielleicht ist das alles bei ihm schon tot gewesen durch das Militär. Das ging nur so: ›Guten Morgen, Herr Vater‹, und ich mußte mir stückchenweise erkämpfen, daß ich Papa zu ihm sagen durfte. Aber da lag das SIE schon drin. Nicht Papa, Papaa. Mit der Betonung auf dem zweiten a.
Ich war siebeneinhalb, als mein Vater an die Front kam. Danach habe ich ihn acht Jahre lang nicht gesehen. Er kam weißhaarig zurück und war hilflos. Ich habe nie Lust verspürt, ihn zu umarmen.
Ich bin nicht zornig auf meine Eltern, ich liebe sie. Es war normal, daß sie so waren. Die Zeiten waren eben so.
Ich habe das große Glück gehabt, eine Oma zu besitzen, mit vielen, vielen Unterröcken. Ich habe immer ihren Schenkel umfaßt. Und dieser von vielen Röcken verhüllte Schenkel bedeutete für mich Wärme, Berührung und Geborgenheit. Sie hat hinuntergegriffen und mir über den Haarschopf gestreichelt. Diese Berüh-

rung fehlt mir heute noch. Meine Großmutter war für alles zuständig: für aufgeschlagene Zehen, für die kleinen und großen Schmerzen, und oft habe ich einfach etwas erfunden, damit ich ihren Schenkel umklammern konnte. Die Oma war für mich unheimlich wichtig.«

Die Dämmerung nimmt leise Besitz von der kleinen Bar und legt sich schwer auf mein Herz. Joe bestellt noch ein Glas Sekt, und ich möchte ihm gerne übers Haar streicheln wie seine Großmutter damals. Aber ich wage es nicht.

Es ist dunkel, als wir auf die Straße treten. Leicht betrunken, wie ein aus dem Nest gefallener Vogel, irre ich durch eine fremde Stadt voller Weihnachtsbeleuchtung und denke an meine eigene Kindheit.

Ich versuche, Erinnerungen zu finden, in denen ich auf dem Schoß meiner Mutter sitze, und finde sie nicht. Wir waren so viele. Und immer saß das Kleinste auf dem Schoß. Ich war nur zwei Jahre lang das Kleinste.

Auf einmal kommt der Geruch zurück. Der Geruch nach Äpfeln und alten Möbeln. Ich lege meinen Kopf in die Schürze meiner Großmutter und spüre, wie sie mich streichelt. Ich erinnere mich, wie sie mir die Nase putzt und mich »Püppi« nennt.

Ich sehe mich allein in meinem Bettchen liegen und beten: »Lieber Gott, laß meine Omama nie sterben.«

FORTSETZUNG SEITE 49

»Ich hatte nie das Gefühl, daß meine Frau ›falsch‹ für mich ist. Ich hatte nur das Gefühl, daß meine Geliebte ›noch richtiger‹ ist.«

SIGFRIED, 38 JAHRE ALT

Zuerst sehe ich nur die offene Tüte, von zwei schmalen, sehnigen Händen gehalten. Mein Blick wandert zu seinem lächelnden Gesicht mit warmen, braunen Augen. Ich lächle zurück und verstaue dankbar mein Brot, das ich ungeschickt im Arm halte.
Als ich den Bäckerladen verlasse, wünsche ich mir, daß dieser Mann mir folgt.
Auf dem kleinen Marktplatz um die Ecke hat Sigfried mich eingeholt. Er spricht mich an, halb schüchtern, halb bestimmt, die breiten Schultern unmerklich nach vorne gebeugt. Ein attraktiver Mann, der seine Schönheit nicht zu tragen weiß.
Später wird er mir erzählen: »Ich sehe Sie in der Bäckerei, erlebe den intensiven Blickkontakt, fühle mich angezogen, und dann schießt mir alles durch den Kopf, was früher war: Meine dreijährige Beziehung, die Quälerei – vor allem das schreckliche Ende. Und plötzlich wird es ein kaltes Abwägen: Habe ich aus dieser Geschichte gelernt? Kann ich eine Form finden, damit aus einem Flirt kein Drama wird?«

Ich hatte früher Probleme zu akzeptieren, daß ich auf Frauen attraktiv wirke. Ich glaube es noch immer nicht, aber ich habe gelernt anzunehmen, daß von mir erotische Signale ausgehen.
Meine Mutter hat mir als Kind oft gesagt, daß ich ein lieber, hübscher Bub bin. Sie hatte ein Herzleiden, und ich bin mit der Botschaft aufgewachsen: »Wer immer lieb und nett ist, der tut, was die Mutti will. Und wer böse ist, ärgert sie. Dann geht es ihr schlecht, dann muß sie liegen, dann muß sie

umsorgt und gepflegt werden. Und der böse Kleine hat das zu verantworten.« Meine Mutter war eine fürsorgliche Glucke, aber gleichzeitig hysterisch, aggressiv und leicht verletzlich. Ihre Krankheit war ein wichtiges Kampfmittel, mit dem sie die ganze Familie erpreßt hat. Alle Konflikte endeten mit der Flucht in dieses Herzleiden. Nach jedem Streit hatte ich ein schlechtes Gewissen, und das Problem blieb ungelöst.

Es hat lange gedauert, bis ich dieses Spiel durchschaut habe. Erst in der Pubertät, mit 13 oder 14, hat sich mein Bild von der Mutter völlig gewandelt. Meine Zuneigung wurde zum Zorn. Die Angst, daß sie krank wird, wenn ich nicht lieb bin, ist von mir abgeglitten. Ich habe mich gewehrt und den Streit bewußt in Kauf genommen. Ich sagte mir: »Ich muß mich verteidigen, ich nehme keine Rücksicht mehr. Ich bleibe nicht mehr an ihrem Bett sitzen und warte, bis es ihr bessergeht.« Ich lernte durch sie, wie es ist, wenn man Konflikte nicht auslebt, und habe mich bewußt um 180 Grad gewendet. Ich wurde zum Außenseiter, zum Verweigerer. Vom »schönen, lieben Bub« zum »schlimmen, häßlichen«.

Ich fing an, mich bewußt unmöglich zu kleiden, in zerschlissene, alte Sachen, die nicht zusammenpaßten. Ich wollte häßlich sein, unmöglich sein, und mit der Zeit wurde mir diese Rolle so vertraut, daß ich mich nicht mehr im Spiegel sehen konnte. Ich gefiel mir nicht. Dieses Gefühl sitzt heute noch tief.

In der Schule wurde ich noch mehr zum Außenseiter. Die anderen Buben kamen alle aus »guten Familien«, ich war ein Arbeiterkind. Der einzige in der Klasse mit einem starken Dialekt. Ich wurde von den Mitschülern nicht akzeptiert, und auch die meisten Lehrer fanden mich unmöglich.

Mit der Zeit habe ich begonnen, die Position des Außenseiters zu akzeptieren und auszubauen. Ich kam in die Gruppe nicht hinein, also sagte ich mir: »Wenn nicht hinein, dann klar draußen.« Ich habe mich bewußt an den Rand gestellt. Ich unterlag dem Zwang, alles anders als meine Mitschüler zu machen. Ich habe gelitten, aber es gab Momente, wo ich die Klasse verblüffen oder ärgern konnte. Wo ich ihnen überlegen war. Das war schön.

Als die anderen noch Groschenhefte lasen, habe ich mich für Literatur und Musik interessiert. Ich war der Jüngste in der Klasse, aber ich versuchte, in allem die Älteren zu überholen. Auch in der Sexualität.

Meine Schulkollegen gingen in einen Tanzkurs. Natürlich nur, um Mädchen zu treffen. Ich habe aus ihren Gesprächen mitbekommen, wie sich das abspielt: Da wird getanzt, Händchen gehalten, als höchstes Glück das Mädchen bis zur Haustüre begleitet, und nächste Woche sieht man sich wieder.

Für mich war klar – so will ich das nicht. Wenn ich mich mit einem Mädchen einlasse, dann muß etwas passieren.

Ich war der erste mit einer fixen Freundin. Während ältere Burschen noch von heimlichen Küssen schwärmten, hatte ich schon mit ihr geschlafen. Das war ein wohltuender Ausgleich, eine befriedigende Retourkutsche für meine soziale Unterlegenheit.

Im Rückblick denke ich mir manchmal, daß diese Sexualität zum Herzeigen, dieser Wettlauf, früher dran zu sein, anders zu sein, mein eigentliches Erleben überlagert hat. Vielleicht war ich gar nicht so frühreif. Vielleicht hätte ich noch Zeit gebraucht.

Meine Eltern waren sehr offen. Wir sprachen über Sexualität, und ich habe sie immer nackt gesehen. Das war ganz normal. Mit sieben Jahren entdeckte ich mein Glied und habe onaniert. Es gab keine dummen Sprüche oder Kritik. Und als ich mit meiner ersten Freundin auftauchte, durfte ich zu Hause mit ihr schlafen. Heute weiß ich, daß das ungewöhnlich war. Liebe und Sexualität waren in meiner Familie

kein Tabu. Ich war auch in dieser Hinsicht meinen Mitschülern voraus. Aber vielleicht habe ich mich dadurch zu stark forciert.
Wenn ich mit einer Frau zum ersten Mal ins Bett gehe, habe ich das Gefühl, daß ich etwas leisten muß. Die Angst, ob sie mich sexuell attraktiv findet, die Unsicherheit, ob ich ihr wirklich gefalle, die kommt immer wieder. Da fühle ich mich wie damals als »häßlicher Bub«.
Ich weiß nicht, wie es anderen Männern mit dieser Angst geht. Ob die kühl zur Sache gehen und sagen: »Mir ist ganz egal, wie die Frau mich erlebt. Wichtig ist, wie es mir dabei geht.« Ich kann mit ihnen über Ängste reden, einen gemeinsamen Begriff dafür finden. Aber wir tun nur so, als sprächen wir von derselben Angst. Ich kann ihnen nicht vermitteln, was ich tatsächlich fühle.
Ich brauche Vertrautheit, Zeit und Wissen um die Partnerin. Ich sehne mich nach Nähe und Berührung. Ich erlebe es nicht als langweilig, immer wieder mit derselben Frau zu schlafen. Es hat für mich eine lustvolle Qualität und nimmt mir die Angst vor dem Versagen. Meine Phantasien drehen sich auch selten um Sex, sondern mehr um Erotik. Es ist nicht nur der Körper. Ich möchte Frauen erfahren, mich mit ihnen unterhalten.
In meiner Jugend konnte ich Liebe und Sexualität nicht vereinbaren. Es waren getrennte Begriffe. Wenn ich mit einer Frau schlafe, dann habe ich auch heute oft das Gefühl, als ob ein Paravent zwischen uns steht. Ich bin entweder vor oder hinter dem Paravent. Aber die Wand ist da.
Ich wünsche mir einen Raum ohne diese Trennwand.
Manchmal gelingt mir das mit meiner Frau. Wenn wir entspannt sind, wenn wir Zeit haben, wenn wir uns aufeinander konzentrieren können. Im Urlaub ist unser Liebesleben nach 15 Jahren noch immer aufregend. Aber im Alltag verlieren wir uns manchmal aus den Augen.

Oft komme ich von der Arbeit, bin erschöpft, und mein Akku ist leer. Dann lasse ich meine Frau ganz bewußt nicht an mich heran. Dann brauche ich zuerst Zeit für mich. Manchmal, wenn es mir ganz schlecht geht, sage ich ihr das nicht einmal. Dann verkrieche ich mich und schalte meine Wahrnehmung ab. Das wirkt sich natürlich auf die Stimmung aus. Dann ist der Abend gelaufen.
Dieses Gefühl der Leere kenne ich auch nach dem Auftauchen aus der Sexualität. Diese Erschöpfung, diese Ermattung, wenn es ganz stark war, ist ein Verlusterlebnis. Das schafft eine Distanz, da möchte ich nur weg. Da möchte ich nicht kuscheln, da will ich mich nur auf mich konzentrieren. Da möchte ich am liebsten zu meiner Partnerin sagen: »Jetzt bin nur ich da. Laß mich in Frieden, ich will auftanken. Und was du inzwischen machst, ist deine Geschichte.« Ich werde auf mich selbst zurückgeworfen und habe keine Kraft, die Partnerin einzuhüllen, zu mir zu nehmen. So stark bin ich mit dieser Leere beschäftigt, die gleichzeitig eine angenehme Fülle ist. Aber ich bin auch einsam. Irgend etwas fehlt. Ich möchte dieses Gefühl teilen können, sagen können: »Es geht mir gut, weil du da bist...«
Von Zeit zu Zeit ist es für mich wichtig, einen neuen Menschen zu erfahren, diesen Prozeß der Vertrautheit zu entwickeln. Jemanden kennenlernen, in seine Welt einzutauchen. Ich suche nicht danach. Aber es geschieht.
Einmal hat sich aus einer solchen Begegnung eine heftige Beziehung entwickelt, die mit dem guten Teil eineinhalb Jahre und mit dem schrecklichen Teil ebenfalls eineinhalb Jahre dauerte.
Es geschah im siebenten Jahr unserer Ehe. Meine Frau war von den Kindern unheimlich beansprucht. Sie waren ein und sechs Jahre alt. Es blieb wenig Zeit für die Partnerschaft. Am Abend fiel sie hundemüde ins Bett und war nicht mehr fähig, mir zuzuhören. Das hat meine Bereitschaft, mich auf eine

andere Beziehung einzulassen, gefördert. Vielleicht war ich auch beleidigt. So nach dem Motto: »Und was ist mit mir? Zu Hause hatte ich eine Frau, die nicht für mich da war. Meine Geliebte hat sich voll auf mich konzentriert. Sie ist auf mich eingegangen, ich war ihr Mittelpunkt.

Ich lebte in einem unheimlichen Hochgefühl. Ich habe meiner Frau Reisen vorgeschwindelt und mich statt dessen ein paar Tage bei meiner Geliebten versteckt. Sie machte ihre Wohnung zum Liebesnest und gab mir das Gefühl: »Wir zwei gehören zusammen und verbarrikadieren uns jetzt. Wir leben unser Glück, und nichts kann uns stören.« Dieses Verborgene, Heimliche hatte einen wunderbaren Reiz.

Ich wehre mich dagegen, die beiden Frauen zu vergleichen. Ich hatte nie das Gefühl, daß meine Frau »falsch« für mich ist. Ich hatte nur das Gefühl, daß meine Geliebte »noch richtiger« ist.

Nach einem halben Jahr war ich soweit, daß ich mir sagte: »Das ist die Frau, mit der ich leben will. Ich ziehe die Konsequenzen. Und die Schwierigkeiten, die sich daraus ergeben, die werden wir schon meistern. Zwei kleine Kinder sind vielleicht doch nicht mein Fall.«

Am Anfang waren durch die Euphorie die Konturen dessen, was die Trennung von meiner Familie wirklich bedeutet, nebelhaft und verschwommen.

Nach einiger Zeit merkte ich, daß ich ein klärendes Gespräch mit meiner Frau immer wieder hinausschob. Ich ging nach Hause, sah meinen einjährigen Sohn, diesen kleinen Wurm, in seinem Bettchen liegen und dachte mir: »Jetzt bin ich der böse Papa, der dich in die Welt gesetzt hat und dann abhaut und sich nicht um dich kümmert.« Unser Verhältnis ist heute noch gestört, weil ich mir damals immer dachte: »Wenn das Kind nicht wäre, dann könnte ich leichter gehen.«

Meine Frau wußte nichts von meiner Affäre. Also bestand

keine dringende Notwendigkeit für eine Entscheidung. Meine Geliebte hat sie erwartet, aber sie hat mich nie unter Druck gesetzt. Irgendwann wurde mir klar, daß ich gar nicht wählen will. Daß mein Satz nicht ist: »Ich will meine Frau für dich verlassen«, sondern »Ich möchte mit dir zusammensein.« Es war der Urtraum, zwei Frauen gleichzeitig zu lieben und das auch zu leben.
Im Rückblick ist mir aufgefallen, daß die Beziehung zu meiner Frau nie belastet war. Daß ich nie das Gefühl hatte: »Scheiße, jetzt muß ich weg.« Ich bin von meiner Geliebten immer wieder in froher Erwartung nach Hause gekommen. Zwei Nester zu haben war schön. Ich wußte: »Hier ist es auch richtig, hier ist es gut.«
Meine Frau hatte wenig Zeit für mich, aber sie ging mir nicht auf die Nerven. Ihre größte Qualität ist, daß sie mich positiv beeinflußt. Sie ist kräftig, obwohl sie klein und zierlich ist, und gibt mir das Gefühl, daß von mir innere Stärke ausgeht. Das hat meine Persönlichkeit stark geprägt. Sie ist die Nestbauerin, die mir einen sicheren Platz bietet. Sie setzt die äußeren Zeichen. Auch in unserer Wohnung.
Ich habe bis heute in meinem Büro keine einzige Grünpflanze. Ich möchte keine Spuren hinterlassen. Ich möchte nicht sichtbar, nicht faßbar sein. Ich kann auch Familienfotos auf dem Schreibtisch nicht leiden. Ich trage ihre Bilder in mir. Ich will, daß mein inneres Wesen anerkannt wird. Die äußere Hülle symbolisiert für mich Häßlichkeit.
Wenn ich keine Spuren hinterlasse, habe ich noch keine Entscheidung getroffen. Das läßt mir alle Möglichkeiten offen. So war es auch mit meinem Doppelleben.
Nach einem Jahr wurde die Situation immer belastender. Der ständige Druck, schwindeln zu müssen, Ausreden zu erfinden, Zeit erklären zu müssen, wurde zu einem Konflikt, der sich auf meine beiden Beziehungen auswirkte. Ich wußte, daß ich zu einer Entscheidung kommen mußte.

Aber diese Entscheidung konnte immer nur den Ausschluß einer Möglichkeit bedeuten. Ich wollte aber nicht wählen.
Damit begannen die schlimmen eineinhalb Jahre. Es war ein einziges Wechselbad von Gefühlen. Ich hatte eine starke Beziehung zu meiner Geliebten, und gleichzeitig spürte ich, daß die Liebe zu meiner Frau dieses intensive Erleben mit der anderen schadlos übersteht.
Die Spielchen mit meiner Freundin wurden immer grausamer. Wir haben uns getrennt, wieder versöhnt, der eine hat begehrt, der andere verweigert... Es gab Heulen und Schreien, Leiden und Qual und am nächsten Tag Geständnisse der Liebe. Das Ende war nicht nur schmerzlich, es mißlang total. Es war kein verletzter Rückzug, es war bewußte Verletzung. Als ob wir gesagt hätten: »Wenn wir schon miteinander nicht können, dann wenigstens gegeneinander.« Jeder fügt dem anderen möglichst viele Wunden zu, damit er eine Spur mit sich herumträgt, ein negatives Zeichen.
Wir haben alles kaputtgemacht und uns nie wiedergesehen. Ich leide heute noch an dieser unbewältigten Trennung.
Ich vermute, daß meine Frau in der Endphase etwas mitbekommen hat. Aber sie hat kein Drama daraus gemacht, es gab keine Vorwürfe. Sie hat mir behutsam geholfen, in die Familie zurückzufinden. Ich war mir ja immer noch nicht sicher, ob ich richtig entschieden hatte. Der Verlust meiner Geliebten hat mich lange bedrückt. Ich war oft schlecht gelaunt.
Unsere Ehe hat diesen »Härtetest« überstanden. Ich habe aus dieser Geschichte gelernt, daß unsere Beziehung eine gute Qualität hat. Die Sicherheit, daß eine andere nicht den Platz meiner Frau einnehmen kann, gibt mir viel Freiheit.
Ich liebe meine Frau, sie ist mir näher als früher.
Ich will mit ihr alt werden.

Joe, 60 Jahre alt

Fortsetzung von Seite 39

Wir treffen uns wieder, an einem anderen Platz. Joe verwischt alle Fährten auf seiner Reise in die Vergangenheit. »Niemals darf jemand erfahren, was ich Ihnen erzähle. Ich bin glücklich mit meinen Freunden und mit meinem oberflächlichen Leben. Ich will es nicht gefährden.« Wir trinken trockenen italienischen Weißwein, und so wie gestern und vorgestern bestellt Joe nach, sobald unsere Gläser halbleer sind.

»Mein erstes sexuelles Erlebnis hatte ich mit fünf oder sechs Jahren. Es regnete. Damals gab es noch kein Pflaster auf den Straßen, und wir ließen in den Erdrinnen kleine Holzstückchen als Schiffe fahren. Es gab wenig zu essen, und ich hatte immer Hunger. Da kam ein großer Junge, 14 oder 15 vielleicht. Für mich war er ein Mann. Er hat uns in eine Baracke geschleppt und uns ein Wurstbrot versprochen, wenn wir ihn anfassen. Ich habe sein Riesenglied in meinen kleinen Händen gehalten, und er hat mir gezeigt, wie ich es von oben nach unten ziehen muß. Wir haben unendlich gestaunt, daß da etwas wegspritzt, ganz weit. Ich habe das Wurstbrot gegessen, mich in ein Treppenhaus gesetzt und es bei mir probiert. Das Gefühl war so stark, daß ich Angst davor hatte. Von da an habe ich oft onaniert.

Ich wurde nie aufgeklärt, es gab genug Zeichnungen an den Wänden der Schule. Und einmal habe ich mir die Tochter des Wirts genau angesehen. Die Erwachsenen aßen Hirschbraten, und wir saßen unterm Stammtisch. Sie hatte kein Höschen an. Ich habe die

Preiselbeeren vom Tisch geklaut und sie in ihre Scheide hineingedrückt. Sie ging in die Küche zur Mutter und hat rot getropft. Da hat mich ihre Mutter windelweich geschlagen. Aber meinen Eltern hat sie es nicht gesagt.

Mit sieben war ich schon ein richtig geiler, kleiner Kerl und habe beim Onanieren meistens an meine Mutter gedacht.

Ich hatte kein Spielzeug. Eines Tages haben wir auf der Straße gerauft, und ich konnte einem anderen Kind ein kleines, rotes Blechauto wegnehmen. Ich ging nach Hause. Es gab damals in unserer Wohnung noch kein Badezimmer. Meine Mutter hatte gerade ein Wasserschaff zwischen zwei Schranktüren gestellt. Ich wußte, daß ich dort nicht hindurfte. Ich sah unter der Schranktüre ihre nackten Füße und hörte, wie sie ins Wasser stieg. Da bin ich mit meinem Auto ganz nahe zum Schrank hingefahren und habe ihm einen Stoß gegeben. Ich erinnere mich noch heute an den Klang, als es an die Zinnwanne stieß. Ich war wie der Blitz dort und stand vor meiner nackten Mutter. Ich sah nach oben und sah ihr wunderbares Dreieck. Ihre Brust habe ich gar nicht wahrgenommen, so habe ich mich festgesaugt an diesem Anblick: Weiße, gewölbte Schenkel und dann geometrisch dieses herrliche, scharf gezirkelte Dreieck mit den nassen, gekräuselten Haaren. Ich hatte noch nie so etwas Schönes gesehen.

Da war es für mich klar: Ich werde sie heiraten, und diese paar Jahre, bis ich groß bin, wird sie auf mich warten können.

Ich schlief im Zimmer neben meinen Eltern, und in der Nacht habe ich sie manchmal gehört. Vor allem den Vater. Ich habe angefangen ihn zu hassen wie nie jemanden in meinem Leben.

Als er in den Krieg mußte, hat meine Mutter geweint, und ich habe mir gewünscht, daß sie ihn erschießen.«

Fortsetzung Seite 59

»Ich würde sie nur verlassen, wenn sie meckert oder die Macht übernehmen will.«

DIETER, 43 JAHRE ALT

»Jungs«, klingt es durch das feine Restaurant, »ihr müßt euch gegen die Mädels wehren. Sie sind zu biestig geworden und zu dominant. Die wollen euch nur ausnehmen und die Befehlsgewalt an sich reißen. Da werden flink zwei Kinder gemacht, dann liegen sie ihr Leben lang auf eurer Tasche. Und während ihr am Abend auf die Brut aufpaßt, gehn sie zur Volkshochschule, um sich selbst zu verwirklichen.«
Die Stimme ist klar und unverfroren und füllt den ganzen Raum. Ich dreh' mich um. Meine Neugierde ist stärker als der Wunsch, den Frauenfeind zu ignorieren.
Ein feiner Herr mit graumeliertem Bürstenhaarschnitt, der Anzug dezent und teuer, sitzt, von Jüngern ehrfurchtsvoll umgeben, an einem großen, runden Tisch. Sie hängen gläubig an seinen Lippen, Milchgesichter auf der Suche nach Identität. Der weise Vater in ihrer Mitte sagt ihnen, »wo's lang geht«.
»Ich bin das Ungeheuer aus der Welt des Chauvinismus«, grinst Dieter breit und fletscht die Zähne wie ein Raubtier, als ich um ein Gespräch bitte.
»Na klar erzähl' ich Ihnen über mich. Da kommt wenigstens Leben in die Bude. Da können mich die Frauen mal wieder richtig hassen.«
Seine strahlend blauen Augen sind sanft und tief. Sie passen nicht zum Image, das er pflegt.

Ich bin ein typischer Mann. Ich denke wie alle Männer, ich rede wie alle Männer. Wenn ich die Wahrheit sage und Frauen voller Emotionen auf mich losgehn, dann weiß ich, ich hab' den Punkt getroffen. Darüber kann ich mich köstlich amüsieren.

Männer denken direkt und kommen schnell zum Ziel. Frauen denken kompliziert und wundern sich, wenn wir dann sagen, sie sind doof. Das ist natürlich übertrieben. Was stimmt, ist: Sie sind im Denken nicht sehr produktiv.
Das stört mich nicht. Im Gegenteil. Ihr Unvermögen, logisch zu denken, erweckt in mir den Beschützertrieb.
In einer Beziehung kann sowieso nur einer die Befehlsgewalt haben. Und es ist völlig klar, daß ich die Nr. 1 bin. Der Frau bleibt nur die Nr. 2. Und wenn sie das nicht anerkennt und versucht, Macht auszuüben, dann gibt's Probleme. Die meisten Beziehungen gehen nur flöten, weil die Frauen alles kaputtdiskutieren. Kein Wunder, daß die Männer dann auf Tauchstation gehn.
Ich sage immer zu meinen Jungs: Wenn der Geschlechtstrieb nicht wäre, käme kein Mann auf die Idee, mit einer Frau zu leben. Wir haben das oft diskutiert. Eigenartigerweise ist das Bedürfnis, in der Nähe einer Frau zu sein, der Wunsch nach ständiger Verfügbarkeit der Weiblichkeit, in uns doch stark vorhanden.
Das ist ein gewisser Widerspruch. Aber als Unternehmer sehe ich das in einer intelligenten Mischkalkulation. Wenden wir einfach die Mechanismen des Marketings auf die Beziehung an: Man mischt verschiedene Faktoren, dann kann man anerkennen, daß Frauen nicht nur doof sind. Dann fällt auch ins Gewicht, daß sie für Vermehrung sorgen und durch ihr andersartiges Denken neue Impulse geben und amüsant sind. Wir müssen nur sachlicher und strategischer an Beziehungen herangehen.
Ich war in meiner Jugend schon Stratege. Ich habe schnell kapiert, daß es falsch ist, den schönen Mädchen hinterherzujagen. Auf die stürzen sich doch zehn andere Jungs. »Nimm nicht die erste Garnitur, an der kleben die anderen wie die Fliegen«, habe ich mir gesagt. »Bei denen zum Abschuß zu kommen, ist rechnerisch sehr unwahrscheinlich.« – Also

habe ich mich um die bemüht, die nicht gleich auf den ersten Blick wirkten. Denn wenn sie ausgezogen sind, sind alle gleich.

Damals war das ja auch nicht so einfach, ein Mädel ins Bett zu schleppen. Man mußte sich langsam vorarbeiten, bis man die Finger zwischen den Beinen hatte und sie dich endlich reinließen.

Mein erstes sexuelles Erlebnis war eine süße Speckmaus mit ein paar Härchen auf der Brust. Sie war nicht schön, und ich kam gleich zum Zug. Sie hat sich nicht einmal geziert. Ja, und dann rammelte ich mich die nächsten Jahre durch. Was zählte, war der Abschuß. Möglichst viele Mädchen zu bumsen war mein erklärtes Lebensziel. Ich war Tag und Nacht im Einsatz, Sommer und Winter.

Irgendwann schlich sich doch eine in mein Herz. Ich hatte meine erste Dauerbeziehung. Ich wurde älter, die Sexualität war überschaubarer, und ich erkannte, daß sie auch eine Waffe ist, die gegen Männer eingesetzt wird. Mein dringendes Bedürfnis, ständig mit irgendwelchen Mädels rumzumachen, kam mir abhanden. Ich hatte keine Lust mehr, mich der weiblichen Raffinesse auszuliefern.

Es haben sich andere Werte entwickelt. Erfolgreich zu sein, verrückte Autos zu fahren, interessante Dinge zu tun... Und wenn ich Abwechslung wollte, dann ging ich in einen Club oder ein Puff und habe dort gebumst. Da habe ich bezahlt, und die Sache war erledigt. Ich mußte mich nicht ausliefern und konnte zufrieden wieder nach Hause gehen.

Ich bin jetzt zum dritten Mal verheiratet. Ich finde, eine Hochzeit ist ein schönes Ritual, das für die Frau auch gewisse Vorzüge hat. Wenn ich tot umfalle, kann sie mich beerben. Und solange ich lebe, ist sowieso alles durch Gütertrennung geregelt. Es spielt auch keine Rolle, wenn man immer wieder heiratet. Da gibt es jedesmal so schöne Küchenmaschinen.

Die meisten Ehen sind ohnehin nur dauerhaft, weil Kinder da sind und man sich um die Aufzucht kümmern muß. Oder weil man im Alter bequem wird. Wenn man schon weiß, wie das Spielchen läuft, hat man gar keine Lust, sich neu zu binden, und läßt lieber alles, wie es ist.
Meine erste Frau war eine sehr liebe Frau. Zurückhaltend, vielleicht eine Spur zu provinziell, von ihrer Familie geprägt. Aber wir sind gut miteinander ausgekommen und mögen uns auch heute noch.
Bei meiner zweiten Frau hat mich der Virus der Liebe überfallen. Sie hat mich wahnsinnig gemacht. Da sind mir ein paar Sicherungen im Kopf durchgebrannt. Mein strategisch aufgebautes Leben wurde durch Emotionen völlig durcheinandergebracht. Es dauerte keine sechs Wochen, da hatte ich meine etablierte Beziehung aufgegeben und glaubte, eine neue Dimension gefunden zu haben. Ich weiß nicht, ob es echte Liebe war. Vielleicht war's auch Besitzerstolz. Ich kann es heute nicht mehr sagen. Ich war ein einigermaßen erfolgreicher junger Geschäftsmann und sie eine Millionenerbin. Vielleicht war es das Bedürfnis eines Kleinbürgers, nach oben zu gelangen. Die Aussicht, in eine vermögende Familie einzuheiraten, in die kosmopolitische Welt, die mich aus provinziellem Denken befreit.
Gisela war jung und attraktiv. Ich habe zu spät gemerkt, daß sie nur eine reiche Schlampe war, die sich vergnügen wollte.
Sie war gewohnt zu leben, Spaß zu haben. Ich war ein Arbeitstier. Sie war von Hause aus vermögend, ich wollte es erst werden. Nach kurzer Zeit konnte sie mich nicht mehr leiden. Sie stellte fest, daß wir nicht zueinander passen. Da hat man konsequent gesagt: Bitte schön, wenn das so ist, dann machen wir eben Schluß.
Meine jetzige Frau ist in erster Linie Frau. Gloria ist schön und viel zu emotional. Ich mag sie gern. Das Wort Liebe will ich nicht verwenden. Es ist so brüchig und überstrapaziert.

Ich habe kein zwanghaftes Bedürfnis, über Gefühle zu sabbern. Das macht nur alles kaputt. Ich beschütze Gloria, ich organisiere alles, ich bewege alles ... Ich habe unsere Familie komplett im Griff.

Ich bin ein zuverlässiger Mensch. Liebe ist für mich gegenseitige Akzeptanz, das nette, konstruktive Miteinander von Menschen, die ihr Bedürfnis nach Kommunikation stillen. Aber mich hingeben, mich öffnen, damit kann ich nichts anfangen. Ich kenne Zuneigung, eine fröhliche, triebhafte Sexualität ...

Ich möchte mich einer Frau nicht ausliefern. Ich will mich auch nicht beschützen lassen. Ich bin ohne Vater aufgewachsen. Wenn ich eine auf die Mütze gekriegt habe, dann konnte ich nicht zu meinem Papa laufen, damit er mich verteidigt. Ich mußte schon als kleiner Junge immer auf mich selbst aufpassen. Es hat mir nicht geschadet. Ich habe ganz schnell gemerkt, daß ich mich an die Spitze setzen muß, der Bandenboß sein muß, wenn ich überleben will. So habe ich meine Qualitäten als Manager erworben.

Ich will mich nie auf andere Menschen verlassen müssen. Ich mache alles am liebsten selbst, da weiß ich, daß es funktioniert. Dafür bestimme ich die Spielregeln.

Wir sollten versuchen, mehr Vernunftsgemeinschaften zu gründen, und nicht die Liebe suchen als Basis für Gemeinsamkeit. Ich bin ein ganz normaler Mann. Fleißig und friedlich. Ich brauche eine zuverlässige Partnerin, die mich akzeptiert, die meine Aktivitäten unterstützt. Dann kann ich ungebremst dynamisch sein.

Ich habe keine Sehnsüchte. Und wenn, dann sind sie wirtschaftlicher Natur. Ich möchte gerne beruflich große Dinge bewegen, zum Beispiel ein Einkaufszentrum bauen. Ich möchte einen Hubschrauber haben und ein Schloß ...

Und wenn ich das alles erreicht habe, dann gehe ich Hand in Hand mit meiner Frau im Schloßpark spazieren – wie ein

Patriarch – und schneide meine Hecken. Solange alles gut verläuft, bin ich wie ein Lamm.
Ich würde Gloria nie verlassen, weil sie alt oder krank ist. Ich würde sie nur verlassen, wenn sie meckert oder die Macht übernehmen will.

Joe, 60 Jahre alt

Fortsetzung von Seite 51

Meine Gespräche mit Joe ziehen mich in einen Sog, der alles andere unwichtig erscheinen läßt. Ich liege stundenlang in meinem Hotelbett und denke über diesen Mann nach, der seinen Panzer ablegt, Schichte um Schichte. Ich verbringe meine Abende allein, obwohl ich sie mit Joe verbringen könnte. Ich will diese Nähe nicht, diese Vertrautheit, die langsam und schleichend entsteht.

Am vierten Tag unserer Reise in die Vergangenheit sagt Joe bei der Begrüßung: »Wenn Sie doch ein Mann wären! Dann könnten wir Freunde sein und uns gut verstehen. Ich mag Männer. Viele kommen zu mir und schütten mir ihr Herz aus. Und manchmal weinen sie an meiner Schulter. Ich kann nicht weinen. Ich habe keine Tränen mehr. Ich bin ein Offizierssohn, und meine Mutter war eine richtige ›deutsche‹ Frau. Sie hat mich schon als kleines Kind geschlagen, wenn mir eine Träne ausgekommen ist. Später, als sie tot war, haben sie mir in der Nationalpolitischen Schule das Weinen endgültig ausgetrieben. Ich war acht Jahre alt, als ich in die Napola kam. Es war eine der Eliteschulen, die Hitler gegründet hatte, um aus Kindern Herrenmenschen zu züchten. Achthundert oder tausend waren bei der Aufnahmeprüfung. Wir wurden vermessen wie Vieh und auf Reaktion, Körperkraft und Schnelligkeit getestet.

Es war, als ob der Blitz in mein Leben eingeschlagen hätte. Ich hatte keine Ahnung und mußte plötzlich alles wissen. Immer auf der Hut sein, immer gut sein, immer vorne dabeisein. Das ging von früh bis spät mit einer Dreiviertelstunde Mittagspause, in der man essen mußte, Zähne putzen, das Deutschlandlied singen und wieder antreten. Im Laufschritt anziehen, im Laufschritt essen, im Laufschritt kacken – der Drill hörte nie auf. Und wer versagte, wurde hart bestraft. Da stand ich dann in dieser kleinen schwarzen Uniform die ganze Nacht im Freien und mußte die Fahne bewachen. In der Früh war ich steif gefroren.

Wir wurden nicht geschlagen. Es gab andere Möglichkeiten: Wer nicht parierte, mußte gegen den Lagerleiter im Boxring antreten. Und der hat dann voll zugeschlagen. Aber die grausamste Strafe war für uns der Essensentzug. Das war viel schlimmer als jede körperliche Züchtigung. Ich habe gelernt, mit Schmerzen zu leben. Alles war Schmerz: hundemüde aufstehen, sich mit eiskaltem Wasser im Freien waschen, Geländespiele mit brutalen Kämpfen ...

Sechs Jahre lang bin ich durch diese harte Schule gegangen, und sie haben mich gelehrt zu hassen. Alles zu hassen, was nicht arisch war. In meiner Vorstellung gab es nur Frauen mit blonden Zöpfen. Alles andere zählte nicht. Blonde Zöpfe, flache Schuhe, weiße Kniestrümpfe, ein blauer Rock, weiße Bluse.«

Fortsetzung Seite 69

»Ich habe Angst davor, von einer Frau aufgefressen zu werden.«

Johann, 42 Jahre alt

Er ist der begehrteste Junggeselle in dem gläsernen Fernsehturm, in dem ich manchmal meine Zeit verbringe. Im edel zerknitterten Anzug eilt er durch die endlosen Gänge und beschenkt Freunde und Feinde mit einem breiten, freundlichen Grinsen. Für Gäste nimmt er höflich die Füße vom Schreibtisch, und wenn er kurzsichtig die modische rote Hornbrille auf die Nase zurückschiebt und sich mit breiten Händen ein wenig tolpatschig durchs braune Stoppelhaar fährt, hat er schon gewonnen.
Beim Kantinentratsch erfahre ich seine Daten: Kein Aufreißer, wird aufgerissen. Frauen lieben seinen Kuschelbär-Charme. Affären sind immer hingebungsvoll und mit tragischem Ende. Bevorzugter Frauentyp: knabenhaft.
Als ich ihn eines Tages an der Kaffeemaschine frage, ob er mir sein Leben erzählen will, runzelt er die Stirn und sagt: »Ich beichte Ihnen alles, was ich über mich weiß. Es ist nur viel zu wenig.«

Ich arbeite in meiner Redaktion im Team und habe keine Probleme damit. Ich setze mich auseinander, ich kritisiere, ich grenze mich ab. In meinen Beziehungen zu Frauen kann ich das überhaupt nicht.
Ich bin ein freier, unabhängiger Mensch, solange ich allein bin. Aber kaum tritt eine Frau in mein Leben, habe ich das Gefühl – ich entscheide gar nichts mehr. Das geht mir furchtbar auf die Nerven, aber ich kann mich nicht dagegen wehren. Ich sage meiner Partnerin nicht einmal, daß mich das stört. Ich erspare mir unangenehme Auseinandersetzungen in der kindlichen Vorstellung, daß es Probleme nicht gibt, solange ich nicht darüber spreche. Es geht gar nicht

immer um Sex. Es geht darum, daß ich mir einen Freiraum schaffen möchte, der wirklich nur mir allein gehört.
Die Mißachtung meiner Bedürfnisse fing schon in meiner Kindheit an. Ich hatte ein eigenes Zimmer, aber in diesem Zimmer war die Bügelwäsche, das Flickzeug und die Nähmaschine. Alle sind durchgelatscht. Es hatte nichts Persönliches von mir. Keine Poster an der Wand, kein Blatt Papier mit meiner Handschrift.
In unserem Haus gab es keine Privatsphäre. Für niemanden. Nur mein Bruder hat es geschafft. Er hat sich mit seiner Mundharmonika im Klo eingesperrt, weil dort die beste Akustik war, und hat stundenlang musiziert.
Am Sonntag morgen durften wir ins Schlafzimmer der Eltern, da hatten sie Zeit für uns. Mein Bruder nahm sich immer den Platz an Mutters Seite, weil er der jüngere war. Ich habe ihn darum beneidet. Ich mußte neben dem Vater liegen. Der reagierte überhaupt nicht und las seine Zeitung. Das war mir recht. Wenn ich mir manchmal den Platz neben der Mutter erobern konnte, wußte ich nichts damit anzufangen. Ich wollte nicht mit ihr schmusen. Es war mir unangenehm. Ich habe keine Erinnerung an Zärtlichkeiten. Man hat mir erzählt, daß meine Mutter einmal dazukam, als ich auf dem Schoß einer Tante saß. Sie sagte: »Bitte, tu den Buben weg, der ist doch schon zwei!« Mir läuft es heute noch kalt über den Rücken, wenn ich daran denke.
Ich war als Kind in ständiger Abwehr. Mir hat vor meiner Mutter gegraust. Sie war sehr dick, und als ich einmal durchs Schlüsselloch ins Badezimmer sah, war da nichts als ein Berg schwarzer Schamhaare. Letzthin hatte ich in meiner Therapiestunde die absonderliche Vorstellung, daß sich meine Mutter an mir vergriffen hätte. Es war so, als hätte sie probiert, mir einen zu blasen. Ich weiß nicht, ob das eine Erwachsenenphantasie war oder ob aus dem Unterbewußtsein eine Erinnerung frei wurde. Meiner Therapeutin war das un-

angenehm. Sie hat das Thema abgeblockt und wollte mir einreden, ich hätte da etwas verwechselt.
Mein Vater war völlig distanziert. Er gab uns Kindern das Gefühl, daß wir in seinem Haus nur Gäste sind, die nicht stören dürfen, die nur geduldet werden. Ein halbes Jahr vor seinem Tod sprachen wir darüber, und er gab zu, daß er sich nie für uns interessiert hat. Daß er nach dem Krieg endlich leben wollte, daß er keine Kinder wollte, weil Hitler ihm seine Jugend gestohlen hätte. Es war ein gutes Gespräch, weil er sich nicht wie die Mutter bemüht hat zu lügen: »Er liebt euch, aber er kann es euch nicht zeigen.«
Mein Vater war der Schwächste in der Familie. Meine Mutter hatte alles unter Kontrolle. Sie gab uns das Gefühl, daß sie sich anstrengen muß, damit aus uns etwas Vernünftiges wird. Mein Vater hat sich mit Freundinnen gewehrt. Aber was hatte er für eine Chance? Meine Mutter hat oft deswegen geweint. Als sie drauf kam, daß es nicht eine, sondern mehrere waren, ging es ihr sofort besser, weil er auch andere Frauen beschissen hatte.
Letzthin fragte sie mich, ob ich so pervers lebe wie der Vater. Ich habe ihr keine Antwort gegeben. Ich erzähle ihr nichts. Schon gar nichts, was mir wichtig ist.
In meinem Leben gab es drei lange, wichtige Beziehungen und viele kleine Abenteuer. Durch meine Therapie bin ich drauf gekommen, daß ich mit allen Frauen immer nach demselben Muster umgehe:
Wenn ich merke, daß eine Beziehung nicht mehr stimmt, daß ich etwas anderes möchte, dann schaffe ich es nicht, darüber zu reden. In der Phantasie geht es ganz leicht, aber in der Realität funktioniert es nicht. Wenn ich mich mit einer Frau auseinandersetze, dann kommt die Wahrheit hoch. Dann merke ich, daß ich mich um vieles herumgeschwindelt habe, sowohl um die Aggression als auch um die Zuwendung. Dann ist die Liebe zu dieser Frau

plötzlich wieder so übergroß, daß ich mich nicht mehr trennen kann.
Ich protestiere gegen meine Wehrlosigkeit, gegen meine Unfähigkeit, mich abzugrenzen mit einem NEIN, das meine Lebensgefährtin gar nicht mitbekommt: Ich suche mir eine zweite Frau. Aber ich verheimliche die Affäre und zeige meine Aggression nicht. Eine Zeitlang geht es mir damit gut. Aber irgendwann holt mich das schlechte Gewissen ein. Dann setze ich mir den Moralischen auf. Dann sage ich mir, daß das so nicht geht, daß es unanständig ist, mit zwei Frauen zu leben. Ich weiß, daß es unehrlich ist, aber nur so kann ich eine Trennung schaffen: Die Zuwendung der neuen Frau gibt mir die Kraft, die alte zu verlassen.
Bei meiner ersten Freundin war das relativ einfach, weil sie in England lebte. Da war die räumliche Distanz eine zusätzliche Hilfe. Bei der zweiten war es schon schwieriger.
Sophie hat mich unheimlich geil gemacht. Ich bin total auf sie abgefahren. Wahrscheinlich weil sie nicht mit mir schlafen wollte. Sie war von Kopf bis Fuß gestört. Aber je mehr eine Frau sich verweigert, desto mehr interessiert sie mich. In den fünf Jahren, die wir zusammen waren, haben wir vielleicht achtmal gevögelt. Ich bin trotzdem so lange bei ihr geblieben, weil vieles andere stimmte. Weil ich mir sagte, ich kann sie nicht verlassen, nur weil sie mit mir nicht schläft! Im Gegenteil. Ich muß dableiben und darum kämpfen. Es war so eine Art Verantwortungsgefühl, es hatte eine moralische Qualität. Meine Mutter hat mir vermittelt: »Sex ist etwas Schmutziges, das braucht man nicht.«
Als ich Claudia kennenlernte, hatten wir in den ersten zwei Jahren mit Abstand den besten Sex, den ich je kennengelernt hatte. Ich habe sie in der ersten Zeit ausschließlich dazu benützt, um von Sophie loszukommen. Es war so gut, daß es mich manchmal geängstigt hat. Wir haben es täglich getan. Ich habe alles nachgeholt, was mir so lange gefehlt hat.

Sie zog zu mir in die Wohnung. Nach einiger Zeit geschah es immer öfter, daß das Bedürfnis, miteinander zu schlafen, zwar stark war, aber irgendwie veränderte sich unterwegs die Richtung. Es wurde ihr zu nah, sie stieg auf die Bremse. Ich kenne den Unterschied zwischen Orgasmus und Orgasmus. Sie hat sich überwunden, mich anzufassen. Wenn man das spürt, ist es furchtbar, da kommt so eine eigenartige Steifheit ins Spiel.

Mit der Zeit kam uns die Liebe völlig abhanden. Wir haben beim Vögeln nur noch daran gedacht, wie wir es möglichst rasch hinter uns bringen. Es wurde unpersönlich, distanziert, beschissen. Es ist nichts Besonderes passiert, es geschah schleichend. Ich hatte immer mehr das Gefühl, daß Claudia mir etwas vorenthält, und wenn sie mir etwas gibt, ist es nicht das, was ich mir wünsche. Ich möchte nicht nur Sex, ich möchte auch begehrt werden. Ich weiß, daß mein Selbstwertgefühl damit zusammenhängt. Ich mag das nicht, aber es ist so.

Rückblickend habe ich das Gefühl, daß unsere Beziehung nicht schlecht wurde. Im Gegenteil, sie war so eng, daß wir beide Angst hatten, die Autonomie zu verlieren. Unsere Symbiose war so bedrohlich, daß wir nicht damit umgehen konnten. Wir sagten uns unbewußt: »Wenn wir uns wenigstens im Bett nicht mehr verstehen, dann finden wir unsere Freiheit wieder.« Wir fingen an, uns auch verbal zu kränken, uns gegenseitig niederzumachen.

Irgendwann merkte ich, daß ich mit Claudia dort angelangt war, wo ich mit Sophie geendet hatte. Wir konnten nicht über unsere Probleme reden. Ich ging innerlich weg, weil es mir zu mühsam wurde, weil es keine Erklärungen gab. Wenn ich sie anfaßte, erschienen mir meine Hände häßlich und plump.

Als meine Aggressionen immer schlimmer wurden, traf ich Katharina. Sie ist mein Ventil. Ich habe schon zwanzigmal versucht, mit ihr wieder aufzuhören, aber es gelingt mir nicht. Wir arbeiten im selben Haus, und wenn ich sie sehe, überkommt mich die Gier. Wir balzen wie die Vögel. Es ist ein verführerisches Spiel, ein gegenseitiges Belauern über Stunden hinweg. Wir versuchen uns immer wieder »zufällig« über den Weg zu laufen. Nach meinem Einstiegssatz: »Hast du Lust, mit mir Kaffee zu trinken?« weiß sie genau, was läuft. Katharina ist viel direkter. Sie fragt mich klar heraus, und je nachdem, wie groß mein schlechtes Gewissen ist, sage ich ja oder verweigere mich.

Ich habe oft ein mieses Gefühl, weil ich mit ihr einfach nur vögeln will. Dann mache ich Konversation, obwohl es mich nicht interessiert. Man darf in einer Frau nicht nur das Objekt der Begierde sehen.

Wenn ich mit Katharina schlafe, schaffe ich mir Bedingungen, die ungefährlich sind. Am liebsten ist mir der Schutz der Nacht. Da habe ich das Gefühl, daß es ungeschehen bleibt, daß niemand uns sieht. Ich tue es auch am Tag, aber dann versuche ich, das Treffen so zu legen, daß unsere Zeit von der Uhr bestimmt wird. Ich will danach mit ihr noch eine Stunde dösen – aber mehr nicht. Die Begrenzung und die Heimlichkeit sind für mich wichtig. Es gibt mir das Gefühl von Autonomie.

Ich sehe zu, daß ich mit Katharina nicht zu häufig schlafe. Ich muß die zeitlichen Lücken einhalten, damit es nicht zum Gewohnheitsrecht wird, wo ich wieder nein sagen müßte, wenn ich nicht will. So bleibt alles unverbindlich, und ich wahre die Distanz, die ich mir nicht selber nehmen kann.

Ich sage Claudia nichts von meiner Affäre. Ich habe ein so schlechtes Gewissen, daß ich darüber schon fast vergessen habe, daß sie sich mir seit einem Jahr total verweigert. Daß sie mir etwas vorenthält, was für mich wichtig ist. Sie hat mir mein Selbstwertgefühl genommen, und ich habe es mir bei Katharina wieder zurückgeholt.

Das Versteckspiel ist furchtbar, aber ich kenne diesen Geständniszwang. Der bringt nichts. Ich habe mich immer für andere Frauen interessiert. Früher hatte ich den Drang, daß ich es meiner Freundin erzählen mußte, wenn es schon Monate vorbei war. Inzwischen bin ich drauf gekommen, daß das die pure Aggression ist, die ich im Alltag nicht lebe. Ich spreche nicht über meinen Zorn und über das, was mich stört. Ich sage nicht, daß ich lieber allein leben möchte, weil ich mich wehrlos fühle. Ich knalle den Frauen eine hinein, indem ich zugebe, daß ich ein Verhältnis hatte. Es ist eine gezielte, sinnlose Verletzung. Als ob ich sagen wollte: »Du kannst mich nicht kastrieren.«
Ich habe Angst davor, von einer Frau aufgefressen zu werden, gleichzeitig habe ich Angst, verlassen zu werden. Ich habe einmal zu einer Freundin gesagt – und ich schäme mich heute noch dafür: »Wenn ich zu dir komme und dir sage, daß ich dich verlassen will, sollst du das auf keinen Fall akzeptieren.« Sie sah mich so merkwürdig an, und ich hatte ein Gefühl, als ob ich meine Mami gebeten hätte: »Bitte laß mich nicht weggehen.«
Dieses Gefühl habe ich auch mit Claudia. Ich will mich nicht von ihr trennen, weil ich erkannt habe, daß sich meine Frauengeschichten wiederholen, daß ich nach einiger Zeit dort anlange, wo ich heute mit ihr bin. Wir gehen gemeinsam zur Therapie und wissen inzwischen, daß wir dasselbe Problem haben: Angst vor Nähe.
Claudia wohnt nicht mehr bei mir. Letzthin haben wir wieder einmal ein Wochenende miteinander verbracht. Es war wunderschön. Wir lagen miteinander im Bett und haben uns am Anfang nur mit den Füßen berührt. Ich spürte, wie es wieder zwischen uns fließt. Der Sex war aber dann beschissen. Sie sagte mittendrin: »Ich kann nicht.« Ich bin sofort abgestiegen. Das war für mich O.K., ich habe längst alle Erwartungen in diese Richtung aufgegeben. Dann lagen wir

wieder nebeneinander, und plötzlich hat sie mir total liebevoll einen heruntergeholt. Das hat sie noch nie gemacht. Später gingen wir spazieren, und ich habe mich nach jedem kleinen Kind umgedreht und mich danach gesehnt, mit ihr eine Familie zu gründen. Aber es ist unrealistisch, solange wir in unseren Mustern leben, die wie Gefängnisse sind. Ich kenne das Spiel, ich sehe, wie es läuft, aber ich weiß immer noch nicht, warum es so läuft.
Manchmal habe ich das Gefühl, daß ich auf irgendeine Weise das Schicksal meiner Eltern nachlebe. Dann bin ich so verzweifelt, daß ich mir denke, das einzige Recht, das ich noch habe, ist die Freiheit, mir das Leben zu nehmen. Aber solange es noch einen Hauch von Hoffnung gibt, kämpfe ich für die Erfüllung meiner Wünsche jenseits von Auto und Fernsehapparat.
Ich wünsche mir eine Beziehung, in der ich meine Widersprüche leben kann, in der das Wechselspiel von Annäherung und Wieder-weggehen-Können stimmt.

Joe, 60 Jahre alt

Fortsetzung von Seite 60

»Wieso wärme ich das alles wieder auf«, sagt Joe und versucht ein schiefes Grinsen. »Die Erinnerung an meine Kindheit macht mir zu schaffen.

An Weihnachten durften wir nach Hause. Ich hatte aber kein Zuhause. Meine Großmutter war aus meinem Leben verschwunden, ich weiß nicht, warum, ich habe es nie erfahren. Und mein Vater war in der Kaserne.

Einmal verbrachte ich die Feiertage in einer Familie, die mich aufgenommen hatte. Dort gab es eine alleinstehende Nachbarin. Ich traf sie im Treppenhaus, und sie sagte zu mir: ›Junge, hol mir den Schlitten vom Dachboden, der ist so schwer.‹ Die Frau Grebel sah aber nicht so aus, als ob sie nicht selbst genug Kraft hätte. Sie war groß, und ich war ein mageres Kind, noch keine 12 Jahre alt.

Als ich ihr den Schlitten brachte, führte sie mich in ihr Schlafzimmer und zog sich aus. Sie schlug die Bettdecke zurück und legte sich mit breit gespreizten Beinen hin. Ich sah zum ersten Mal ganz nah ein weibliches Geschlechtsteil. Unwahrscheinlich behaart und riesengroß. Sie sagte: ›Junge, komm her.‹ Aber ich wollte nicht. Ich hatte Hunger, ich wollte lieber ein Butterbrot. Da griff sie in ihren Nachttisch und holte eine Rolle Schokoladenkekse heraus. Einseitig getunkt, ich kann mich noch genau daran erinnern – und stellte sie neben das Bett. ›Wenn du es mir machst, dann gehören sie dir.‹

Ich habe es getan, aber es hat nicht lange gedauert.

Diese Feuchtigkeit in ihr war wie ein warmer Wickel um meinen Schwanz, viel besser als die eigene Hand. Sie hatte Brüste, die waren wie Berge. Es war von allem etwas zuviel. Und ein wenig hat mir auch gegraust. Aber irgendwie war es auch angenehm. Sie war dick und weich, ein richtiger Fleischberg. Die Menschen waren ja damals alle so mager.

Von da ab ging ich fast täglich zu ihr und später dann auch zu anderen Frauen im Haus. Die Männer waren alle an der Front. Mit der Zeit konnte ich meine Erektion schon mehr als 10 Minuten aufrechterhalten.

Aber ich habe immer etwas dafür verlangt: Ein Stück Gugelhupf, eine Rolle Kekse oder ein Butterbrot.

Diese Erfolge haben mich für mein erstes sexuelles Erlebnis entschädigt: Damals ging ich von einem Freund weg. Im Erdgeschoß war eine Türe offen, und drinnen stand eine Frau mit einem goldenen Vorderzahn und hat Wäsche gewaschen – mit einer Waschrumpel. Sie sprach mich an. Immer wenn sie etwas sagte, war sie mit den Händen am unteren Ende der Waschrumpel, und ich konnte in ihrem Dirndl ohne Unterhemd ihre Brüste sehen. Wir haben es dann auf dem Küchentisch versucht, aber ich war nervös, und beim Öffnen des Hosenschlitzes bin ich schon explodiert. Als sie sah, daß nichts mehr geht, hat sie sich fürchterlich aufgeregt und mich beschimpft, als sei ich ein Schwein, weil ich die Hose offen hatte: ›Was ist denn das, ja tust du das sofort weg.‹ Sie hat ganz vergessen, daß sie auch schon die Unterhose ausgezogen hatte.

Aber es hat mir nicht geschadet. Ich habe nie Schaden erlitten!«

Fortsetzung Seite 78

»Fremdgehen ist Neugier auf was Neues. Man sollte daraus kein Drama machen.«

Ignaz, 77 Jahre alt

Er betritt den Speisewagen und läßt seine Blicke unbekümmert schweifen. Steht eine ganze Weile einfach da und beobachtet. Lässig und sicher, in einer großkarierten Hose und einer weichen braunen Lederjacke. Seine wachen, blitzenden Augen in tausend kleine Fältchen eingebettet. Mit einem verschmitzten Lächeln nimmt er jedes fremde Gesicht in sich auf. Wohin soll er sich wenden? Welche Reisebekanntschaft verspricht eine vergnügliche Stunde?
Die kleine Verbeugung, mit der er sich setzt, ist mehr ironisch, denn altmodisch. Als ich ihn nach seinem Leben frage, sagt er: »Um eine nette junge Frau wiederzusehen, erzähle ich vielleicht sogar von mir.«
Nach einer Weile nimmt ein verliebtes junges Paar am Nebentisch Platz, und Ignaz seufzt: »Ich bin Scheidungsanwalt. Ich habe so viel Leid gesehen. Wie lange dauert es auch heute noch, bis Männer zu sich selbst und zu den Frauen ehrlich sein können!«

Ich war Jesuitenschüler und habe als junger Mann mit dem Gedanken gespielt, in den Orden einzutreten. Die Geborgenheit in der Glaubensgemeinschaft hat mich angezogen. Heute bin ich mir nicht mehr sicher, ob nicht eine Rolle gespielt hat, daß ich meinen Penis zu klein fand. Ob ich mir nicht dachte: »Wenn ich keinen Gebrauch von diesem minderwertigen Organ mache, dann fällt es nicht so auf.«
Gott sei Dank bin ich nicht Jesuit geworden. Der Rat, den Jesus seinen Jüngern gegeben hat – Armut, Gehorsam, Keuschheit –, wird von vielen Priestern und Mönchen geschickt umgangen: Ihre Armut ist die »Freiheit vom ES«. Sie müssen sich keinem Leistungsdruck aussetzen, weil der Or-

den für sie sorgt und ihnen Geld gibt, mit dem sie gut leben und genauso Auto fahren wie wir. Ihr Gehorsam ist die »Freiheit vom ICH«. Sie verstehen es, sich befehlen zu lassen, was ihnen gefällt. Ich war lange genug Offizier. Ich weiß, wie oft ich meinem Vorgesetzten gesagt habe, was er mir anordnen soll. Ihre Keuschheit ist die »Freiheit vom DU«. Wenn ich zusehe, mit welcher Freude mein Freund der Jesuit meiner Frau die Hand aufs Knie legt, ohne die Verantwortung dafür übernehmen zu müssen... Wenn es darum geht, sich zu deklarieren, kann er immer sagen: »Ja leider, ich möchte ja so gerne mit dir leben, aber ich darf nicht...«

Wie verlogen die Diener der Kirche sein können, habe ich mit 19 Jahren begriffen. In meiner Stadt gab es ein Mädchen, das in den jungen Bischof verliebt war. Das durfte natürlich nicht sein. Ich war auch in sie verliebt, und die Gestapo wußte alles. Also hat die Kirche in ihrer Weisheit beschlossen, wenn sie sich schon ins eigene Fleisch schneiden muß, dann lieber den harmloseren Schnitt. Ein höherer Würdenträger ist an mich – der ich sehr katholisch war und an die Reinheit vor der Ehe glaubte – herangetreten und hat mir nahegelegt, das Mädchen vom Bischof abzulenken. Etwas Schöneres konnte ich mir gar nicht vorstellen: Ich bekomme den kirchlichen Auftrag zum Schmusen.

Es war einmalig. Sommernächte auf der Wiese, heiße Küsse... Mehr ist nicht passiert, weil ich mich nicht getraut habe und weil das Mädchen sehr katholisch war.

Mit 24 Jahren war ich noch immer »Jungfrau«. Ich hatte mich in eine geschiedene Frau verliebt und wollte sie heiraten. Ich dachte mir: Es geht doch nicht, daß eine erfahrene Frau mit einem Mann das Bett teilt, der überhaupt keine Ahnung hat. Ich muß diesem Zustand ein Ende bereiten.

Also habe ich mit einer Krankengymnastin geübt. In meiner verlogenen katholischen Art habe ich mir sogar eingeredet,

daß ich damit etwas Gutes tue. Sie war die Geliebte des Chefarztes vom Krankenhaus, und ich war der »Rächer« seiner betrogenen Frau. Nach dem Motto: Dem Gauner geschieht es recht, wenn ich mit seiner Freundin schlafe.
Wir waren beide keine Künstler der Erotik. Es regnete. Wir waren klatschnaß und haben es in einer Bahnunterführung getan.
Von da an war ich bis zu meiner Hochzeit keusch. Ich führte ein Tagebuch, in dem ich wie ein Indianer die Scalps der Frauen gezählt habe, mit denen ich NICHT ins Bett gegangen bin – obwohl es geknistert hatte. Diese Aufzeichnungen meines tapferen »Nein-Sagens« brachte ich meiner zukünftigen Frau als Trophäe.
Meine erste Ehe war eine Liebesheirat. Draußen fuhren die amerikanischen Panzer vorbei, als Margarethe sich ein Kind wünschte. Damit etwas von mir zurückbleibt, falls ich in Kriegsgefangenschaft gerate.
Sie war eine pflichtbewußte Frau, eine schöne Frau, aber sie wurde mit den Anforderungen, die sie an sich selbst stellte, nicht fertig. Wir haben fünf Kinder miteinander, und alle sind wohlgeraten. Sie ist eine großartige Mutter. Es gibt überhaupt nichts, was ich an ihr aussetzen könnte. Sie ist an ihrem Pflichtbewußtsein verzweifelt, mit einem so sprunghaften Mann verheiratet zu sein. Sie hatte das Gefühl, als hinge sie wie ein Klotz an meinem unruhigen Bein. Wenn wir uns jetzt, fast 30 Jahre nach unserer Scheidung, treffen, erlebe ich sie wie erlöst, befreit von der Verantwortung für mich.
Margarethe hatte Depressionen. Es ist interessant, daß sich gerade depressive Frauen oft Männer suchen, die fröhlich und vital sind. Im Glauben, daß sie dadurch von ihren Problemen erlöst werden. Aber das geht immer schief. Nach kurzer Zeit fühlen sie sich neben einem solchen Mann nur noch trauriger und merken, daß sie ihm nicht genügen.

In einem Urlaub auf einer Yacht wurde die Schwermut meiner Frau ganz schlimm. Ich verbrachte meine Nächte in einem Schlafsack an Deck, sie blieb allein in der Kabine. Sie wollte nicht, daß ich mit ihr schlafe. Wenn wir uns beim Mittagessen sahen, fing sie an zu zittern.
Es waren so wunderbare Mondnächte an Deck. Ich habe mit schlechtem Gewissen ein bißchen mit meiner Tochter geschmust. Nicht inzestuös. Einfach aus Sehnsucht.
Nach dieser Reise war ich aufgeweicht für eine neue Begegnung.
Ich fuhr in eine fremde Stadt zu einer Juristentagung und ging allein ins Theater. In der Pause sprach mich ein alter Freund an. Ich sah die Frau in seiner Begleitung, es traf mich wie der Blitz. Von dieser Sekunde an war ich nach ihr verrückt und sie nach mir.
Ich wollte mich nicht scheiden lassen, aber ich konnte auch nicht ohne sie sein. Ich war in diese Frau so verliebt, daß alles andere unwichtig wurde.
Ich dachte, wir könnten eine Situation finden, die lebbar ist. Heute weiß ich, daß das naiv war. Ich meinte damals, in einem Dreieck leben zu können. Männer sind eben polygam. Meine neue Geliebte hätte es nicht ertragen.
Ich wollte sie vor meiner Frau verheimlichen. Aber sie hat es gemerkt. Eines Tages sah sie mich an und sagte: »Du nimmst ab. Du mußt verliebt sein.«
Lena war mit einem Profisportler verheiratet. Er war beruflich unter ihrem Niveau, aber ein sehr interessanter Mann. Sie hat ihn geliebt.
Nach einem halben Jahr konnten seine Frau und ich immer noch nicht voneinander lassen. Josef hatte einen Schlaganfall. Ich fühlte mich schuldig. Er konnte sich nicht mehr bewegen, er konnte nicht mehr sprechen. Es war klar, daß seine Frau ihn pflegen mußte. Er setzte dem Ganzen ein Ende und nahm eine Überdosis Schlafmittel.

Ich ließ mich von Margarethe scheiden. Jetzt konnte ich ja nicht anders. Schon ihm zuliebe mußte ich mich um seine Kinder kümmern. Rückblickend weiß ich, daß das eine halbherzige Ausrede war. In Wirklichkeit habe ich Lena so geliebt, daß ich mit ihr leben wollte. Aber ich war noch immer so katholisch, daß ich mich nicht ohne schwerwiegenden Grund zu einer Trennung von meiner Frau hätte entschließen können.
Nach einem Jahr haben wir geheiratet und sind zusammengezogen. Mein jüngstes Kind war acht Jahre. Aber die Kinder von Lena waren noch jünger. Sie haben mich mehr gebraucht. Ich hatte Glück. Meine Stiefkinder lieben mich wie einen Vater.
Ich verehre meine erste Frau heute noch. Wenn ich sie sehe, habe ich Herzklopfen. Ich küsse sie nicht mehr auf den Mund, aber ich küsse ihre Hand und spüre, wie sehr ich sie mag.
Bevor wir endgültig auseinandergingen, hat sie sich zum ersten Mal von sich aus gewünscht, mit mir zu schlafen. Ich dachte mir: »Wenn das nur einmal während unserer Ehe möglich gewesen wäre!« Ich habe immer nur erlebt, daß ich der Fordernde war und sie erst nach dem Akt heiter und gelöst lächelte: »Du Gauner, jetzt hast du mich wieder einmal dazu gebracht.«
Es gibt viele Lebenslügen. Aber von meiner zweiten Ehe getraue ich mich zu sagen: »Sie hält und ist gut.«
Wir haben eine Partnerschaft, die auf vielen Ebenen stattfindet. Privat und beruflich. Lena ist auch Anwältin. Wir hatten jahrelang eine gemeinsame Kanzlei. Wir sind nicht nur als Liebespaar zusammengewachsen.
Wir kommen beide aus Ehen, in denen Eifersucht eine große Rolle spielte. Wir genießen es sehr, nicht mehr lügen zu müssen, und haben keine Geheimnisse voreinander. Dieses Miteinander-offen-Sein, auf die Wahrhaftigkeit des anderen

vertrauen können, ist ein Geschenk, das man nur erreichen kann, wenn beide es wollen.
Ich weiß, daß das zwischen Ehepaaren selten ist, weil es sehr schwierig ist. Ich weiß auch nicht, wie lange wir es durchhalten. Wir haben einen einfachen Grundsatz: Es darf nicht so weh tun, daß es unerträglich wird.
Natürlich bin ich eifersüchtig. Manchmal schwappt dieses Gefühl so über, daß ich fast bereit wäre, die Konsequenzen zu ziehen. Die gegenseitige Freiheit aufzukündigen. Aber es wäre für uns kein Lebensmodell.
Ich muß jedesmal neu verarbeiten, wenn meine Frau mit einem anderen Mann schläft. Es sind immer imponierende Menschen, und mit einigen bin ich gut Freund. Die wissen nicht, daß es zu unseren Spielregeln gehört, daß Lena mir alles erzählt. Das wäre wahrscheinlich zuviel. Sie würden sich in ihrer Leistung herabgesetzt fühlen, weil es erlaubt ist.
Ich fahre jetzt mit meiner Freundin für 14 Tage nach Paris. Es ist uns sehr bewußt, daß jeder Tag, den wir erleben dürfen, ein Geschenk meiner Frau an uns ist. Wir kennen uns schon lange. Aber unsere Beziehung wurde erst in den letzten zehn Jahren enger. Früher trafen wir uns zweimal im Jahr. Jetzt sehen wir uns jeden Monat, weil ich mir sage: »Wer weiß, wie lange wir noch leben, wir müssen die Zeit nützen.«
Meine Freundin ist 81 und für mich noch immer sehr erotisch. Sie kann aus Steinen Funken schlagen. Wir können herrlich miteinander diskutieren und dann ins Bett gehn. Wir sind verwandte Seelen. Es ist ein Erlebnis, wie rasch sie anspringt. Ich träume von ihr mehr als von meiner Frau, und wenn ich onaniere, denke ich an sie.
Lena kennt meine Freundin. Sie sind Kolleginnen und verstehen sich gut. Sie sagt oft: »Diese Frau hat Niveau. Ich will keine Konkurrentin haben, die nicht meinem Niveau entspricht.«

Sie meint damit eine Witwe in Bayern, die ich auch »betreue«. Ich kann mit ihr lachen und über unsere Enkel reden. Aber ich könnte nicht einmal ein paar Tage mit ihr zusammenleben. Wir treffen uns seit 35 Jahren alle sechs Wochen einmal. Es sind keine tollen Liebesfeste mehr, aber es tut uns gut. Wir haben eine Art Ritual, das immer noch funktioniert. Ich komme zum Frühstück, dann setzen wir uns zusammen in die Badewanne, damit mir »der Kopf gewaschen wird«. Anschließend wird gebumst und miteinander gegessen. Dann ist es wieder vorbei.

Die Beziehung zu dieser Frau ist meine kleine Lebenslüge. Ich gebe ihr seit Jahrzehnten die Illusion, daß sie meine einzige Geliebte ist. Ich bin nicht so scheinheilig, es als Akt der Barmherzigkeit darzustellen, obwohl ich ihr einziger Liebhaber bin. Ich mag sie, und ich schlafe gern mit ihr.

Manchmal habe ich ein schlechtes Gewissen, weil ich sie sozusagen »benütze«. Wenn ich mich mit einer Frau geistreich unterhalten kann, ist es natürlich auch im Bett viel schöner. Ich spiele ihr trotzdem vor, daß sie meine Dauerliebe ist. Das ist eine Lüge. Aber eine, an der ich nichts ändern will und kann.

Fremdgehen ist Neugier auf was Neues. Man sollte daraus kein Drama machen. Ich glaube, daß im Alltag die Minderwertigkeitskomplexe, die jeder von uns hat, die treibende Kraft sind. Auch im Bett. Wir suchen alle nach Selbstbestätigung – Männer und Frauen.

Eine Ehe in Freiheit scheitert nur dann nicht, wenn die Basis eine tiefe Gemeinsamkeit und Geborgenheit ist. Wenn beide Partner die Eifersucht gut ertragen können.

Jede Frau sollte ihren Mann – wenn er es braucht – am Zügel »läufig« sein lassen. Nach einiger Zeit kommt er wieder zurück. Alles wiederholt sich.

Joe, 60 Jahre alt

Fortsetzung von Seite 70

In den Stunden mit Joe lebe ich in einer abgeschlossenen Welt, in der es nur seine Stimme und sein Gesicht gibt, das ich anfange zu mögen. Ich kenne jedes Fältchen um seine Augen, jede Geste seiner Hand, jedes Lächeln. Ich sehe seine Schönheit, die hinter dem Imponiergehabe verborgen war. Er ist mir vertrauter als mancher Mann, mit dem ich mein Bett geteilt habe.
Joe kann nur erzählen, wenn er trinkt, und ich trinke mit ihm. Ich wundere mich, wie leicht es ist, unter einem Glassturz zu leben.
Irgendwann gleiten wir vom förmlichen Sie zum Du. Ich wehre mich nicht dagegen.
»Ich war 14 Jahre und drei Monate alt, als ich in den Krieg geschickt wurde. Mein Vater war einverstanden und alle anderen 80 Eltern auch. Manche Kinder waren noch jünger als ich. Ich kann es heute nicht mehr verstehen. Aber es war so.
Zuerst haben wir Männer beaufsichtigt, die Schützen- und Panzergräben ausheben mußten. Es waren Strafgefangene, und wir haben dafür gesorgt, daß sie nicht weglaufen. Wir konnten alle perfekt mit Waffen umgehen. Das war ein Teil unserer Ausbildung. Wenn du mich aus dem Schlaf aufgeweckt hättest und gesagt hättest ›setz das Gewehr zusammen‹, wäre ich in 15 Sekunden fertig gewesen.
Nach einigen Wochen rückte die Front näher. Am Anfang haben wir nur Schüsse gehört, weit weg. Dann wurde das Krachen immer lauter, und wir wurden plötzlich älter. Wir haben Sanitäter gesehen, die

schreiende oder apathische Verwundete zurückbrachten, wir haben Grauen und Qual erlebt. All diese blöden Filme über Kriege... Was immer man sieht, sie sterben schön. Die sterben aber nicht schön. Warum zeigt man nicht, daß sie kein Gesicht mehr haben, daß ihnen das Glied weggeschossen wurde, daß ihnen die Gedärme heraushängen. Warum zeigt man nicht diese Menschen mit der Urangst, mit dem Wissen, daß jetzt Schluß ist?
Wir haben in der Napola töten gelernt. Aber dann war der Krieg Wirklichkeit, und plötzlich hatte ich richtige Menschen auf dem Gewissen. Junge Männer, die aus dem Ural kamen, die schon längst nicht mehr ihre Heimat verteidigten, die auf fremdem Boden, weit weg von ihren Familien sterben müssen, weil ein Joe daherkommt, der auch nur ein Ziel hat: Schneller sein, damit er nicht sterben muß. Ich war ein jämmerliches Bündel von Aggression, eine Kampfmaschine, die getötet hat. Nach einer gewissen Zeit bin ich in einen Rausch verfallen. Es ist einfach nicht wahr, daß Krieg nur Angst bedeutet. Es ist auch ein schönes Gefühl, die Gefahr und das Töten. Da wird eine anonyme Masse Mensch zum Feindbild, und du hast nur noch ein Ziel: Die sollen keinen Muckser mehr machen, die sollen sich nicht mehr bewegen. Töten ist auch Lust. Diese jämmerliche Angst, die dich zum Killer macht, das ist ein Adrenalinstoß, der geht durch den ganzen Körper. Das ist schöner als ein Verkehr.
Ich habe das nie jemandem erzählt. Ich habe mir auch längst selbst verziehen. Ich glaube, daß jeder so wird im Krieg, keiner kann sich davon ausschließen.
Nach zwei Monaten waren 40 der 80 Kinder tot. Ich habe geholfen, ihre Leichen wegzuschaffen. Wir haben sie in einer Landschaft vergraben, von der nichts

mehr übrig war als verbrannte Baumstümpfe, Steine und Erde.
Am Tag konnten wir kämpfen, uns verteidigen. In der Nacht waren wir der Dunkelheit ausgeliefert. Da kam die Angst gekrochen. Wir haben nicht gewagt zu schlafen. Ich habe mich vor den Märchen aus meiner Kindheit gefürchtet.«
Die Tränen rinnen über mein Gesicht, und ich kann nichts dagegen tun. Ich wische sie nicht weg und hoffe, daß Joe nichts davon bemerkt, wenn ich ganz stillhalte. Ich sehe dieses Kind, nur ein paar Jahre älter als mein Sohn. Ich verstehe, daß er einen Schutzpanzer braucht, und schäme mich für meine Verachtung, für meine Überheblichkeit, für alles, was ich über ihn gedacht habe.

FORTSETZUNG SEITE 92

»Ich liebe meine Frau. Aber vögeln tue ich mit jeder anderen lieber.«

Dean, 43 Jahre alt

Das Lachen hinter mir ist laut und ungehemmt. Es setzt sich gegen die Musik und das Stimmengewirr in der Discothek durch. Ich drehe mich um und sehe jeden einzelnen Zahn in einem weitgeöffneten Mund. Dean wirft seinen Kopf mit dem blonden Haarschopf zurück und mustert mich mit schiefergrauen Augen. »Jagdwild oder kein Jagdwild«, sagt sein Blick.

Ich habe Zeit, Dean zu beobachten. Es ist seine Disco. Er bringt einsame Frauen zum Lachen und zeigt ihnen, daß sie begehrenswert sind. Er trinkt mit den Männern Whisky und schlendert unauffällig davon, während sie weitertrinken und seine Kasse füllen. Kommunikation ist sein Geschäft, und er setzt seinen Charme mühelos ein. Die Gäste lieben ihn. Er gibt ihnen das Gefühl, daß es ein ganz besonderer Abend ist, weil sie da sind. Er sagt den Frauen »Du wirst immer schöner« und den Männern, daß sie »wirklich tolle Kerle« sind. Die Lügen der Nacht scheinen ihn nicht müde zu machen. Um vier Uhr morgens ist er immer noch topfit.

Irgendwann frage ich ihn, ob er mir sein Leben erzählen will. Er sieht mich an und wägt ab, ob das eine Einladung ist, mit mir ins Bett zu gehen.

Ich halte seinem Blick stand, und er sagt langsam und ernst:

»O.K., ich erzähle. Aber wenn, dann heute nacht. Am Tag kann ich nicht. Ich muß betrunken sein.«

Es wird eine lange Nacht in einem plüschigen Etablissement, in dem die Kellnerin ihn »Schätzchen« nennt. Hin und wieder nickt er ein, und ich warte geduldig, bis er seinen Kopf von meiner Schulter nimmt und weitererzählt:

Das Gefühl, wie sich meine Beine um einen Körper in glattem Seidensatin schlingen, ist meine wichtigste Kindheits-

erinnerung. Der Körper gehörte meiner Tante. Sie trug immer nur Unterwäsche und Nachthemden aus Satin. Ich habe 13 Jahre lang bei ihr im Bett geschlafen. Bis zu ihrem Tod.
Die Tante hat mich okkupiert. Sie war alleinstehend und lebte bei uns im Haus. Ich war das vierte Kind. Als meine Mutter aus dem Krankenhaus zurückkam, hat sie mich einfach zu sich genommen. Meine Mutter hat sich gegen diese Enteignung nicht gewehrt.
Die Tante hat mir jeden Wunsch erfüllt. Wenn die anderen Kinder Fleischwurst aßen, gab sie mir Salami, wenn sie brav zur Schule gingen, fuhr sie mit mir nach Venedig. Sie hat mich zum Reiten geschickt und meinen Schikurs bezahlt. Meine Mutter hat sich oft Gedanken gemacht über die Ungerechtigkeit den anderen Geschwistern gegenüber.
Meine Tante hat mich gekauft. Sie war für mich viel wichtiger als die Mutter, und ich habe die beiden Frauen gegeneinander ausgespielt.
Ich war ein aufdringliches Kind. Wir brauchten nie ein Autoradio. Ich war der Störsender. Ich habe alle unterhalten. Das war meine Masche, um geliebt zu werden. So bin ich heute noch: laut, witzig, charmant.
Ich habe immer gerne gelacht, und weil ich kein schönes Gebiß hatte, machte die Mutter »Schhh« und hielt sich die Hand vor den Mund. Als Zeichen für mich, daß ich aufhören sollte.
Später habe ich Mut gefaßt und ging zum teuersten Zahnarzt der Stadt. Er hat mein »Pferdegebiß« so halbwegs hingekriegt. Aber ich mußte dann mit dem Kopf im Safe schlafen, so teuer war das. Manchmal, wenn ich lache, stülpe ich immer noch die Oberlippe über meine Zähne, weil ich an meine Mutter denke. Sie weiß gar nicht, was sie mir damit angetan hat.
Ich war nicht Mamas Liebling, wir waren alle ihre Lieblinge. Mein ältester Bruder wohl am meisten.

Mich wollte sie wegmachen lassen. Sie hatte während der Schwangerschaft Schwierigkeiten. Ich stand mit einem Fuß auf ihrer Galle. Aber ich habe mich nicht verjagen lassen. Ich habe mich an den Mutterbändern festgehalten. Ich war ein hartnäckiger Brocken.
Wenn sie mir bedeutet hat, ich solle den Mund schließen, habe ich im Spaß gesagt: »Ja, ich weiß, ich bin ein ungeliebtes Kind.« Dann hatte sie ein schlechtes Gewissen und mußte mich streicheln, um mir ihre Liebe zu demonstrieren. Ich habe das geschickt eingesetzt.
Mein Vater war immer da. Ob er für die Mutter als Mann vorhanden war, weiß ich nicht. Ich habe meine Eltern nie vögeln gesehen. Ich habe es mir nicht einmal vorstellen können. Und ich kann es bis heute nicht.
Ich wurde nie aufgeklärt. Mein ältester Bruder hat mir das Nötigste beigebracht. Mit 13 oder 14 redete ich nur noch vom Vögeln, aber ich hatte keine Ahnung davon. An meinem 16. Geburtstag hat mein Vater arrangiert, daß nach dem Fest alle weggingen und ich mit einem Mädchen allein blieb. Er hatte wohl aus meinen Schilderungen verstanden, daß ich nicht einmal wußte, wie Schamlippen aussehen.
Ich war so stolz danach, weil alles gut geklappt hatte, daß ich mir sofort erleichtert eine Zigarette angezündet habe. Das war ein Schlüsselerlebnis und ist mir bis heute geblieben: Runter von der Dame, rein mit der Zigarette. Und der erste Zug schmeckt wie damals – wunderbar.
Die Zigarette danach und dann die Beine über jemanden legen, der weiche, seidige Stoffe trägt, das liebe ich immer noch.
Ich fühlte mich zu meiner Tante sehr hingezogen. Ich habe sie gerne angefaßt und im Halbschlaf so manches Mal drangsaliert. Dann hat sie mir eine auf den Arsch gegeben. Ich wollte nicht mit ihr vögeln, ich wußte ja gar

nicht, was das ist. Aber es war lustvoll. Ich hatte damals schon sexuelle Gedanken. Die Tante kann ich ja nicht mehr fragen, sie ist tot.
Sie hat mich jeden Morgen angezogen. Ich habe die Füße aus der Decke gestreckt, sie hat mir die Socken übergestreift und dann die Unterhose.
Ich hielt die Augen geschlossen. Die Tante hat mir die Tasse mit dem Kakao zum Mund geführt und nie etwas verschüttet.
Bis zu ihrem Tod. Ich war damals 13 und gerade auf Urlaub. Niemand hat mich verständigt. Man wollte mir den Schmerz ersparen. Ich habe das nie verstanden. Ich habe mit ihr gelebt, und plötzlich war sie nicht mehr da. Als ich zurückkam, war sie schon unter der Erde.
Meine Mutter hat das Kakao-Ritual übernommen, und ich habe die Tante schnell vergessen.
Als ich mit 16 Mädchen nach Hause bringen durfte, hat die Mutter in der Früh diskret an meine Türe geklopft und gerufen: »Tee oder Kaffee?« Wie in einem Hotel.
Die Frau, die ich geheiratet habe, ist eine sehr liebe Frau. Ich habe eigentlich das Ideale gefunden. Sie ist zärtlich, sie ist bewußt, sie ist ernst, sie ist erfolgreich. Ich habe ihre Art irrsinnig gern. Wir haben ein herzliches Verhältnis. Ich kann mir gar nicht vorstellen, ohne sie zu leben. Es ist eine großartige Partnerschaft.
Unsere Beziehung ist erotisch, aber wir schlafen nicht miteinander. Ich lege mich mit ihr nieder, wir umarmen uns – aber ich bin nicht geil auf sie. Wenn sie nackt durchs Zimmer geht, dann sehe ich ihr nach und denke mir: »Eigentlich habe ich eine fesche Person geheiratet.«
Ich liebe meine Frau. Aber vögeln tue ich mit jeder anderen lieber.
Manchmal, wenn ich auf der Straße gehe, sehe ich eine Frau und möchte in dieser Sekunde mit ihr ins Bett gehen. Ich

weiß nicht, wovon es abhängt. Wenn ich mich sehr gut fühle, strahle ich etwas aus, da werde ich zum »winner«. Dann gelingt es auch manchmal. Das sind Momente, die nicht lenkbar sind. Wo es mit mir abhaut. Wo es egal ist, ob wir es im Auto, in einer Garderobe oder im Klo tun.
Am Anfang unserer Ehe haben meine Frau und ich viel gevögelt. Jetzt sind wir 10 Jahre verheiratet und schlafen schon seit drei Jahren nicht mehr miteinander.
Wir wollten gerne Kinder. Nach fünf oder sechs Jahren haben wir bemerkt, daß es nicht klappt. Es hat sich herausgestellt, daß meine Samenqualität zu minder ist, zu wenig beweglich, zu wenig dicht.
Der Arzt hat mir Tabletten verschrieben, und als die nichts nützten, hat er uns an einen Spezialisten verwiesen. Wir wollten uns künstlich befruchten lassen. Das Wartezimmer war voll mit Bildern von strahlenden Müttern mit Babies im Arm, die sich auf fatale Weise ähnlich sahen. Möglicherweise hat der Arzt seinen eigenen Samen verwendet. Alle hatten einen riesigen Schädel und dicke Gesichter.
Nach einigen vergeblichen Versuchen haben wir an die Universitätsklinik gewechselt. Wir mußten einmal im Monat hinfahren, 200 Kilometer hin und wieder zurück. Meine Frau hat sich zur richtigen Sekunde, nämlich beim Eisprung, auf einen gynäkologischen Stuhl gelegt. Ich wurde mit einem Glas aufs Klo geschickt.
Zwei Jahre lang habe ich mir jeden Monat in diesem Krankenhausklo einen heruntergeholt. Nicht in einem schönen, gemütlichen Klo. Nein, in dieser sterilen Umgebung.
Einmal war ich so angewidert, daß ich auf die Straße ging und mir für 50 Mark eine Hure mit aufs Klo nahm, die mir einen geblasen hat. Es ist ein tödlicher Streß, wenn man auf Kommando abspritzen muß.
Aber was blieb mir übrig. Wir wollten unbedingt ein Kind.

Wenn es geklappt hätte, dann wäre alles nicht so schlimm gewesen.
Eines Tages sprach ich mit dem Arzt über die Möglichkeit einer Retortenbefruchtung. Er sagte: »Was glauben Sie, was das für ein Aufwand ist. Da müssen wir zuerst Hamstereier nehmen, und erst wenn ihr Samen drei Hamstereier durchdringt, können wir einen Retortenversuch machen.«
Ich habe geglaubt, ich höre nicht richtig. Ich sah ihn an und schrie: »Wissen Sie überhaupt, was Sie da sagen? Sie reden mit einem Menschen, der sich jeden Monat neue Hoffnungen macht, der sich ausmalt, wie es sein könnte, der sich freut... Nicht davon zu reden, daß Sie uns ein Vermögen abknöpfen und wir einmal im Monat 400 Kilometer fahren, um diese Befruchtung durch ärztliche Hand zu ermöglichen. Und dann sagen Sie, es sei zu aufwendig, ein Hamsterei zu penetrieren!
Wissen Sie, was Sie sind? Ein Schwein. Ein gottverdammtes Schwein!«
Ich bin nie wieder hingegangen.
Aber es war ein schwerer Knacks für unsere Ehe.
Der Vater meiner Frau ist Arzt. Er hat uns in dieser Zeit überhaupt nicht unterstützt. Wenn einer Schneider ist und jemand hat einen zu kurzen oder zu langen Ärmel, dann sag' ich doch: »Komm her, ich helf' dir.« Und repariere den Schaden. Und wenn einer Arzt ist, kann man doch erwarten, daß er mit einem spricht, daß er einem Hoffnungen macht, daß er tröstet oder wenigstens berät. Aber ihre Eltern haben mich nie gemocht. Für sie war ich ein Niemand.
Meine Frau hat eine kleine Fabrik. Ich gab nach der Hochzeit meinen Job als Public-Relation-Berater auf und habe mitgearbeitet.
Als das mit dem Kind schiefging, war ich in Panik und habe mich gefragt: »Was ist, wenn sie mich nicht mehr will? Dann stehe ich ohne irgend etwas da.«

Da bin ich weg und habe 200 Kilometer weit entfernt meine eigene Disco aufgemacht. Ich kam nur noch am Wochenende nach Hause.
Und wie es eben so ist, hat sich einer meiner Frau genähert. Eines Nachmittags kam sie zu mir in die Stadt und sagte: »Ich bin schwanger.«
Ich konnte nicht der Vater sein, ich hatte schon lange nichts mehr mit ihr.
Sie hat mir die Wahrheit gesagt. Ich fand das irrsinnig toll. Wenn man selbst im Glashaus sitzt, kann man nicht mit Steinen werfen. »Man kann es nicht ändern«, habe ich geantwortet. »Aber dieser Mann kommt nicht in Frage, der paßt nicht zu uns.«
Ihre Eltern wußten nichts, außer daß sie schwanger war. Ihre Mutter hat mir auf die Schulter geklopft und gelacht: »Siehst du, es geht doch!«
Und ich konnte darauf nicht sagen: »Deine Tochter hat mit einem anderen gevögelt.«
Es war eine Eileiterschwangerschaft, und wir haben das wieder in Ordnung gebracht. Aber in mir ist etwas zerbrochen.
Ich war früher kein Frauenheld. Ich habe nicht einmal jemand angesprochen, ich war zu scheu. Die Discothek hat mein Leben verändert. Alles war plötzlich so einfach.
Vielleicht bin ich gestört. Mich regt eine Frau nach kurzer Zeit sexuell nicht mehr auf. Oder regt sie mich nicht mehr an? Oder bin ich oberflächlich? Meine Seitenbeziehungen haben jedenfalls nie länger als ein paar Stunden oder Tage gedauert.
Bis SIE kam.
Ich war mit meiner Frau bei Freunden auf dem Land eingeladen. Sie war ohne Mann dort. Wir waren drei Tage zusammen. Frühstück, Mittagessen, Abendessen.
Irgendwann waren wir allein am Tisch. Wir sprachen über ein Blatt, das vom Baum fiel, und wußten, worum es in

Wirklichkeit ging. Es hat gefunkt, und ich habe mir gedacht: Dieses Spiel ist schön.
Als ich wieder zu Hause war, habe ich sie angerufen und gesagt: »Ich kann nicht anders, ich muß dich wiedersehen.«
Sie kam zu mir in die Disco und sagte: »Du verwirrst mich. Jetzt bin ich hier und will doch nicht hier sein.«
Ich sagte: »Jetzt ist es zu spät, du bist da.«
Und es war zu spät.
Es war wie ein Keulenschlag.
Wir gingen in ihre Wohnung und saßen in einem riesengroßen Zimmer. Weit voneinander entfernt. Sie rechts, ich links.
Ich bin zerschmolzen.
Und sie auch.
Ich habe mir gedacht: »Ich stehe nicht auf, das geht nicht, das paßt nicht. Ich kann mich nicht so benehmen, wie ich es immer tue. Hinüber und drauf. Dazu mag ich diese Frau zu gerne.«
Vielleicht habe ich gesagt: »Ich möchte dich anfassen, aber ich wage mich nicht zu dir. Kannst du schwimmen?«
Vielleicht habe ich es mir auch nur gedacht.
Auf einmal war sie bei mir. Ich wurde fast ohnmächtig. Es war eine irrsinnige erotische Spannung da, und ich wußte, so ist es richtig. Manchmal wirst du geführt, da bestimmst du nicht mehr selbst. Da läßt du geschehen.
Es war gut. Vor allem im Bett.
Wir haben uns dann so oft wie möglich getroffen. Mit diesem Mädchen hat alles gestimmt. Alles.
Früher habe ich mich manchmal bei dem Gedanken ertappt: »Eigentlich bist du ein Arschloch geworden. Niedrig, primitiv, gefühllos, kalt, leer. Du vögelst irgendeinen Kadaver, vielleicht sogar im Klo, nur weil es sich gerade ergibt.«
Mit 43 Jahren hatte ich endlich wieder Herzweh. Ich habe das viele Jahre nicht mehr gespürt. Ich habe auch nicht da-

nach gesucht. Ich habe nach dem Motto gelebt, »der Fisch ist im Netz und aus ist die Hetz«. Und auf einmal waren Gefühle da. Gefühle, die mich mit Gewalt überfielen.
Mit ihr hatte ich immer Herzweh. Wenn sie da war, wenn sie wegfuhr ... Dieses wunderbare Herzweh, mit Geilheit verbunden, ist das allerschönste!
Ich wollte mich von meiner Frau trennen. Wollte nur noch mit meiner Geliebten sein.
Ich ging nächtelang nicht nach Hause. Ich habe gesoffen, gelogen und nie etwas zugegeben. Ich trinke oft zuviel. Ich schütte Alkohol in mich hinein wie ein Pferd Wasser. Ich habe mich viele Male in meinem Leben niedergesoffen.
Eines Abends kam meine Frau in die Stadt. Wir haben schon beim Abendessen gestritten. Sie sagte, daß mit mir irgend etwas nicht stimmt, daß sie längst gegangen wäre, wenn sie mich nicht so gerne hätte.
Es war wie beim Kartenspiel. Ich dachte mir: O.K., legen wir auf.
Als ich gerade sagen wollte: »Ich möchte mich von dir trennen ...«, kam ein betrunkener Freund vorbei und hat sich zu uns gesetzt.
Er hat meine Ehe gerettet. Denn wenn ich heute darüber nachdenke ... Es wäre fürchterlich gewesen, wenn ich diesen Satz gesagt hätte. Aber irgendein guter Geist hat mich davor bewahrt. Denn das hätte meine Frau nicht verkraftet. Sie hat eine große Spannweite. Aber das wäre zuviel gewesen ...
Wir haben nie mehr davon gesprochen.
Zwei Wochen später hat meine Geliebte mich verlassen. Es geschah nach einem wunderschönen Wochenende in einem Landhotel. Ich fuhr mit dem Auto zurück in die Stadt. Sie hat mich aus dem Zug angerufen und gesagt: »Es ist aus, Dean. Ich muß mich vor dir schützen.«
Ich habe geschrien: »Du bist verrückt. Wozu willst du dich schützen. Genieße es, es ist schön.«

Aber sie hat aufgelegt und nie mehr mit mir geredet.
Ich war 10 Jahre verheiratet. Sie war die einzige Frau, für die ich meine Ehe beinahe aufs Spiel gesetzt hätte.
Es hat sehr weh getan. Ich habe 47 Taschentücher vollgeweint und bin mir nicht blöd dabei vorgekommen. Ich habe sie angerufen, ich habe ihr geschrieben, daß ich mir ein Kind von ihr wünsche – obwohl ich weiß, daß ich gar keine Kinder zeugen kann...
Sie hat meine Briefe nicht beantwortet und beim dritten Anruf hat sie gesagt: »Du störst.«
Da war es vorbei. Ich habe sie aus dem Kopf getilgt. Getötet. Ich möchte diese Beziehung nicht missen. Sie hat nur drei Monate gedauert, aber ich war stolz und glücklich darüber, daß ich so voll von Gefühlen bin. Nach vielen Jahren habe ich mich endlich mit mir selbst beschäftigt und mich wiedergefunden. Ich war rundum zufrieden. Ich habe meinen Puls gefühlt und gespürt: Gesund. Nicht von der Nacht geschädigt, nicht von Alkohol und Drogen zerstört, nicht kalt und gefühllos.
Meine Frau und ich haben ein Bruder-Schwester-Verhältnis. Ich hoffe aber, daß sich unsere sexuelle Beziehung irgendwann wieder einrenken wird. Ich weiß noch nicht, wie. Ich halte nichts von dem Gedanken, mich bei einem Psychiater auf die Couch zu legen. Soll ich mich selbst bezichtigen und sagen: »Ich vögle lieber mit jeder anderen?« Und das müßte ja wahrscheinlich auf den Tisch, wenn man weiterkommen will.
Ich kann mir nicht vorstellen, daß es Menschen gibt, bei denen Liebe und Sexualität gemeinsam funktionieren. Am Anfang schon. Aber ein andauerndes, verzehrendes Verhältnis ist unmöglich.
Da ist der Herzschmerz schon besser. Den Schmerz, den man spürt, weil man jemanden liebt, aber nicht bekommt. Der tut gut.

Eine Trennung von meiner Frau wäre nur traurig. Ich müßte durch ein dreistöckiges Haus gehen und sagen: Das ist mein Teppich, mein Fauteuil. Ich müßte Utensilien einsammeln und einladen und irgendwo wieder abladen, wo sie vielleicht gar nicht hinpassen.
Alles wäre kaputt, zerplatzt, Schmutzwäsche würde gewaschen...
Wenn man einen Fauteuil zersägen muß, weil man sich trennt, kann man nicht mehr darauf sitzen. Aber vögeln kann man immer noch, wenn man schweigt.
Ich weiß nicht, wie meine Frau das macht. Sie wird sich schon holen, was sie braucht. Manchmal hoffe ich es sogar. Ich bin nicht eifersüchtig.
Ich habe meine Disco und vögle wieder in der Gegend herum. Das ist egoistisch, aber herrlich. Ich könnte fünfmal am Tag, aber am liebsten jedesmal mit einer Neuen. Das ist mir lieber als dreimal mit derselben.
Manchmal schaffe ich es, schon am Freitag nach Hause zu fahren, und halte es ein ganzes Wochenende aus, ohne mich deplaziert zu fühlen. Ich bin kein »Flüchtling« mehr.
Meine Frau und ich haben Freude am Verreisen, am Essengehen, und wenn wir das Ortsschild von unserer kleinen Stadt sehen, dann fühlen wir, daß wir zusammengehören. Wir haben es schön miteinander, weil wir uns in Wahrheit sehr mögen. Weil ich sie liebe – glaube ich.
Ich sehne mich nicht danach, daß wieder so etwas geschieht wie mit dieser anderen Frau. Man kann es nicht suchen. Man sollte dem sogar ausweichen.
Es genügt mir zu wissen, daß es möglich ist. Ich bin nicht leer, nicht wertlos. Ich bin kein Arschloch. Ich fühle Herzschmerz, Zuneigung und Verletzlichkeit...

Joe, 60 Jahre alt

Fortsetzung von Seite 80

Joe bemerkt meine Tränen und hört sofort auf zu erzählen. »Um Gottes Willen, weine bitte nicht. Es ist doch alles längst vorbei. Das Leben ist doch so gut zu uns, daß man alles vergißt. Ja, ich sehe die Schützengräben aus hartgefrorener Erde und die toten Kinder. Ich weiß noch, daß meine Schuhe in Fetzen waren und daß ich Papier hineingesteckt habe, damit es ein wenig wärmer wurde. Ich weiß, daß das alles ganz schrecklich war. Aber ich kann es nicht mehr nachfühlen. Und wenn du nicht gekommen wärst, dann hätte ich es wohl für immer vergessen.

Du sollst auch das Gute daran sehen. Man kommt auf die Welt, und es wird an einem gedreht. Von der ersten Sekunde an. Je mehr du behütet wirst, desto mehr wird an dir manipuliert. Es ist alles Erziehung, Pflicht, Schliff. Mir wurde wenig beigebracht. Der Krieg hat es verhindert.

Was die Menschen an kleinen Lebewesen verbrechen, ist furchtbar. Ob sie ein Tier in einem Zoo einsperren oder ob sie Kinder erziehen, es ist alles falsch. Die Erwachsenen werden auf diese unverbildeten Wesen losgelassen, ohne Ausbildung dafür. Man konditioniert sie und läßt ihnen keine Freiheit. Die Manipulation ist überall. Mit fünf oder sechs Jahren wird dir schon der Ekel beigebracht: Greif diesen Weberknecht nicht an, laß diesen Wurm, diese Schnecke, das ist ekelig. Wälz dich nicht im Schmutz...

Mir konnten sie den Ekel nicht beibringen. Gott sei Dank. Ich kann eine Kröte hochheben, eine Ringelnatter, und wenn eine Taube auf der Straße angefahren wird, und alle stehen um sie herum, dann gehe ich hin und trete ihr auf den Kopf. Und ekle mich nicht vor dem Tod. Denn dieses Tier soll ohne Schmerzen sterben dürfen.«

Ich habe meine Fassung wiedergewonnen. Der Krieg ist weit weg, ein Mann betritt das Lokal. Ungepflegt, mit fettigem Haar und gebeugten Schultern schlurft er herein. Joe erkennt ihn und sagt entsetzt: »Emil, um Gottes willen, was ist mit dir geschehen?« Emil setzt sich zu uns. Apathisch, hoffnungslos, willenlos. Joe beginnt auf ihn einzureden. Daß er sich zusammenreißen soll, daß er immer sein Vorbild war, daß er sich an die alten Zeiten erinnern soll. »Mensch, Emil, du darfst dich nicht so gehn lassen. Trink mit uns ein Glas. Kommt Freunde, laßt uns fröhlich sein!«

In Sekundenschnelle wird aus dem weichen, offenen Mann der, den ich schon fast vergessen hatte: ein lauter, oberflächlicher Kerl mit einem Brustpanzer.

Mich überkommt Wut. Ich will nicht, daß Joe wieder seinen Panzer umlegt, daß er von Emil Härte und Stärke verlangt.

»Mein Gott, siehst du nicht, daß er traurig ist, daß er nichts anderes braucht, als gehalten und getröstet werden?«

Emil fängt an zu weinen. Lautlos zuerst. Dann legt er die Hände vor sein Gesicht und bricht in ein trockenes Schluchzen aus.

Joe springt auf und schreit: »Ich kann es nicht sehen, ich halte es nicht aus. Ich will nicht, daß du schwach bist, ich hab' dich so bewundert.« Er nimmt seinen Mantel und läuft grußlos weg.

Ich bin mit Emil allein. Er schämt sich und wischt seine Tränen ab. Ich streichle seine Hände. Er weint

wieder. Wie ein verlassenes Kind. Die Kellnerin bringt ihm ein Glas Wein und setzt sich zu ihm.
Joe kommt nicht zurück. Er bleibt verschwunden. Ich kenne seine Adresse nicht, weiß nicht wo er lebt, mit wem er lebt.
Unsere Zeit war eine Zeit von Tag zu Tag, von Stunde zu Stunde.
Ich gehe in mein Hotel und warte auf seinen Anruf.
Er meldet sich nicht.

Fortsetzung Seite 105

»Ich bin der reinste Pascha zu Hause. Meine Frau macht mir sogar morgens die Schuhe zu.«

Luis, 49 Jahre alt

Er sitzt neben mir in der Schwimmhalle, in ein weißes Badetuch gehüllt. Zufrieden, wohlgenährt, freundlich. Die rechte Hand mit dem Ehering liegt entspannt auf seinem blondbehaarten Oberschenkel, ein appetitlicher runder Haarkranz schmückt seinen Kopf. Trüge er einen roten Hermelinmantel, könnte er den gütigen König spielen. Der friedlich über sein Land regiert und nur ganz selten ein wenig grausam ist.
Als er neben mir seine Längen schwimmt, frage ich in die kleinen Wellen hinein: »Sind Sie ein glücklicher Ehemann?«
Er überlegt eine Überraschungssekunde lang und sagt: »Ja, das würde ich von mir sagen.«

Mein Vater ist im Krieg gefallen. Meine Mutter konnte sich nicht um mich kümmern. Sie mußte das Geschäft allein weiterführen. Zu meinen Schwestern hat sie gesagt: »Paßt auf den Kleinen da auf.« Sie waren sieben und acht Jahre älter als ich und hatten ganz andere Interessen. Meine Schwestern mochten mich nicht.
Wir wohnten gegenüber vom Friedhof. 1944 gab es einen Bombenangriff mit vielen Toten. Es war Winter. Die Toten wurden einfach vor unserem Haus in Reih und Glied hingelegt, der Boden war zu hart, um sie zu bestatten. Wir mußten tagelang über gefrorene Leichen steigen.
Ich war erst drei Jahre alt und habe das damals nicht so mitbekommen wie meine Schwestern. Aber sie haben es mir jahrelang immer wieder erzählt, um mir angst zu machen. Und wenn wir in den Keller mußten, um etwas zu holen, haben sie das Licht ausgedreht und geschrien: »Da ist jemand ...«

Als ich zur Schule ging, war ich ein unsicheres, ängstliches Kind. Ich war sehr auf mich selbst gestellt, weil niemand für mich Zeit hatte. Nach einem halben Jahr wurde ich krank. Es war Tuberkulose, und ich kam sechs Wochen ins Krankenhaus und anschließend in den Taunus in ein Sanatorium. Dort blieb ich fast zwei Jahre. In dieser Zeit hat meine Mutter mich nur zweimal besucht! Da war ja das Geschäft und die anderen Kinder.

Meine Frau sagte vor kurzem zu meinen Schwestern: »Ihr verlangt von ihm Liebe. Ihr wollt, daß er nett zu euch und zu eurer Mutter ist. Er hat in seinem Leben nie Liebe bekommen. Wie soll er Liebe geben können?«

Ich war 14, als ich Caroline traf. Sie lief auf einem Teich mit ihrer Freundin Schlittschuh. Ich war damals klein und schmächtig und hatte ein Faible für großgewachsene Frauen. In dieses Mädchen habe ich mich total verliebt. Sie hat mein Idealbild einer Frau geprägt: groß, blond, Pferdeschwanz, schmal gebaut, graue Augen.

Es entstand eine innige Freundschaft, aber ich habe nichts versucht. Ich war zu schüchtern. Meine Mutter und die Schwestern haben mir eingeprägt, daß ich der arme Gärtnerssohn sei, der nicht zu ihr, der Arzttochter, paßte.

Eines Tages habe ich meine Schlittschuhe an ihrem Gartentor vergessen. Da kam ihre Mutter und hat mir klipp und klar gesagt, daß ich ihre Tochter in Ruhe lassen soll. Daß Sie nur mit Burschen verkehren dürfe, die ins Gymnasium gehen. Sie hat mir so richtig eins draufgegeben.

Dann bin ich weg aus dem Dorf.

Ich hatte Glück. In dem Betrieb, in dem ich eine Lehre als Koch anfing, wurde ich wie ein Sohn aufgenommen. Die hatten keine Kinder. Der Chef war ein herzensguter Mensch, aber seine Frau war irrsinnig streng. So im Schnitt jeden zweiten Tag hab' ich eine »geschossen« bekommen.

An meiner Arbeitsstelle gab es eine Frau, die täglich in die Küche kam und Brot lieferte. Sie lieferte das Brot immer morgens, zur gleichen Uhrzeit. Und ich mußte es ins Magazin einräumen.
Mit ihr hatte ich mein erstes sexuelles Erlebnis. Ich war noch nicht 15, und sie war 28.
Am Anfang fuhr sie mir nur über den Kopf, fast mütterlich. Aber es war sehr anregend. Irgendwann habe ich sie beim Broteinräumen an den Busen gefaßt und versucht, sie zu streicheln. Das fand sie schön. Sie hat mir geholfen, hat mir die Hose geöffnet und mir gezeigt, was zu machen ist. Eine Zeitlang haben wir es täglich getan, im Stehen, beim Brot, und ich war ganz versessen drauf. Aber es war keine Liebe dabei. Es war nur Triebbefriedigung.
Eines Tages kam sie nicht mehr. Das war schmerzhaft.
Ich habe mich nach Ersatz gesehnt. Aber wie sollte ich mich umsehen? Ich war von sieben in der Früh bis nachmittags in der Arbeit, und am Abend ging's schon wieder los, bis Mitternacht.
Meine nächsten Liebschaften waren Mädchen aus der Küche. Da hat sich einiges abgespielt. Aber keine von denen war wichtig für mich.
Nach sieben Jahren traf ich meine Kinderliebe wieder. Zufällig. Wir sind uns nähergekommen und haben uns geküßt. Mehr war nicht. Ich fuhr dann als Koch zur See, und sie hat geheiratet.
Mit 26 habe auch ich geheiratet. Die Kellnerin des Restaurants, in dem ich zur Saison war, fragte mich: »Sag mal, warum heiratest du eigentlich?« Ich kann mich heute noch an die Antwort erinnern. Ich habe gesagt: »Ich weiß es auch nicht. Vielleicht will ich vernünftig werden.« Es war eine dumme Antwort. Aber ich konnte nicht sagen: »Weil ich sie liebe.« Ich hatte nur den Wunsch, eine Familie zu haben, mit jemandem zusammenzusein.

Meine Frau war hübsch, sie war wohlhabend, und nach einem Jahr kam der Sohn zur Welt... Eigentlich hatte ich alles, was sich ein Mann wünschen kann. Aber nach zwei Jahren war es vorbei. Ich war viel unterwegs, beruflich erfolgreich, meine Angst und Unsicherheit hatten sich gelegt. Ich wurde ein kontaktfreudiger Mensch und habe es mit der Treue nicht sehr ernst genommen.
Von meiner Frau habe ich erwartet, daß sie treu ist.
Ich war immer sehr ich-bezogen. Und das bin ich auch heute noch. Ich kann lieb und charmant sein, aber wenn ich erreicht habe, was ich will, dann interessiert es mich nicht mehr. Ich lerne eine Frau kennen, die mir gefällt, und will mehr von ihr. Dann bin ich ausdauernd und galant, dann komme ich auf die verrücktesten Ideen. Auch wenn es am Anfang nicht sofort klappt. Aber wenn ich mein Ziel erreicht habe, kann ich keine Liebe geben.
Eines Tages, es war sieben Jahre nach unserem ersten Treffen, tauchte Caroline in meinem Leben wieder auf. Ihr Mann hatte einen Hirsch geschossen und wollte ihn verkaufen. Ich war inzwischen Küchenchef in einem großen Hotel, und sie muß es erfahren haben. Jedenfalls riet sie ihrem Mann, bei mir anzurufen. Ich fuhr hin, besichtigte den Hirsch, wurde zum Essen eingeladen. Aus diesem Besuch entstand eine Freundschaft mit der ganzen Familie.
Damit fing das große Drama an. Alles, was wir früher nicht getan haben, wurde nachgeholt. Die ganze Stadt sprach davon. Jeder hat es gewußt. Nur ihr Mann nicht. Wahrscheinlich wollte er es gar nicht wissen.
Über drei Jahre war ich fast jeden Tag in seinem Haus. An meinen freien Tagen bin ich schon morgens um 9 Uhr hingefahren. Wir haben Kaffee getrunken, uns in den Garten gelegt, ich in der Badehose und sie im Bikini. Um 11 Uhr, wenn wir schon beim Champagner waren, kam ihr Mann oft kurz vorbei und sagte: »Na, wie geht's euch denn?« Um vier

Uhr, wenn er wiederkam, lag ich immer noch da. Da hätte er schon was merken müssen.

Ich war zum ersten Mal in meinem Leben glücklich. Ich konnte keine Rücksicht nehmen. Ich habe mehr Zeit mit meiner Geliebten als mit meiner Ehefrau verbracht.

Ich wollte mich scheiden lassen, aber meine Frau wollte nicht. Obwohl sie von meiner Beziehung zu der anderen Person wußte.

Bei mir gab es dann eine Phase, in der ich zu Caroline sagte: »Komm, wir hauen einfach ab. Irgendwie wird es schon weitergehen.« Aber sie konnte sich nicht entschließen, ihre Kinder zu verlassen. Die waren noch klein.

Mein Sohn war mir nie so wichtig. Ich hätte ihn sofort für meine Geliebte verlassen. Heute habe ich einen guten Kontakt zu ihm. Aber damals habe ich mich kaum um ihn gekümmert. Ich war kein guter Vater.

Meine jahrelange Leidenschaft mit Caroline hat sich allmählich aufgelöst. Sie engagierte sich im elterlichen Betrieb. Es gab keine Zeit mehr für uns. Alles wurde schwierig.

Wir sind Freunde geblieben. Wir haben uns in großen Abständen, die mal ein Jahr oder mal anderthalb Jahre dauerten, immer wieder getroffen und dann auch miteinander geschlafen. Es war jedesmal sehr schön.

Heute telefonieren wir an Geburtstagen miteinander.

Ich habe mich dann doch scheiden lassen. Als ich ein paar Jahre später wieder heiraten wollte, schrieb mir Caroline, ich solle mir diesen Schritt noch einmal überlegen.

Ich habe es trotzdem getan.

Ein halbes Jahr später war Caroline frei. Sie hat sich von ihrem Mann getrennt.

Sie war meine innigste sexuelle Beziehung. Aber ich glaube, wenn wir wirklich geheiratet hätten, dann wäre das alles nicht mehr so interessant gewesen.

Sie ist immer noch in meinem Hinterkopf. Nach so einer

Liebe sehne ich mich wieder. O.K., zwischendurch habe ich schon mal Frauen kennengelernt, mit denen ich mich auf rein sexueller Basis gut verstanden habe. Aber ich glaube nicht, daß es Liebe war. Es war sexuelle Abhängigkeit.
Ich bin jetzt seit 10 Jahren wieder verheiratet und möchte sagen, daß ich sehr glücklich bin. Wir haben aus Liebe geheiratet. Meine Frau ist hübsch, hilfsbereit und aufopfernd.
Aber es ist für mich schwer, Liebe zu geben. Das war immer so. Ich stehe hundertprozentig zu meiner Frau, aber ich kann es nicht zeigen.
Sie zeigt es mir um so mehr. Je weniger Liebe ich ihr gebe, desto mehr gibt sie mir. Sie ist wie die Mutter, die ich nie hatte. Sie tut alles, was man für ein Kind tut. Das fängt damit an, daß sie auf mich wartet, egal wie spät ich komme. Wenn wir für Gesellschaften kochen, kann das manchmal ein Uhr werden.
Ich hupe vor dem Haus, sie kommt runtergeflitzt und macht mir das Gartentor auf. Ich steige aus, sie fährt das Auto in die Garage, und wir gehen nach oben. Ich ziehe mich aus und lasse meine Kleider fallen. Sie räumt sie weg und bringt mir die Hausschuhe und den Bademantel. Ich setze mich ins Wohnzimmer, sie bringt mir was zu trinken und trägt das Essen auf. Ich esse nie im Betrieb, weil ich es schön finde, wenn sie für mich kocht.
Ich bin der reinste Pascha zu Hause. Sie macht mir sogar morgens die Schuhe zu.
Ich kann das alles genießen. Das Problem ist nur, daß die Sexualität total im Hintergrund bleibt. Das liegt daran, daß sie wenig Bedürfnisse hat. Vor der Ehe ist mir das nicht aufgefallen. Aber dann hat sie mir bald gesagt, daß sie wenig Lust hat, daß das für sie nicht so wichtig ist.
Nach einer gewissen Zeit wollte ich nicht mehr die Führungsrolle übernehmen. Ich hätte gerne gesehen, daß sie einmal die Initiative im Bett ergreift. Sie läßt aber immer nur

geschehen. Oft schlafen wir Monate nicht miteinander, und wenn es vonstatten geht, ist es mühsam. Ohne daß man sich was Liebes sagt. Es geht auch immer schnell. Für mich ist es ein Akt der Befriedigung, wenn gerade keine Geliebte zur Hand ist und das Verlangen über mich kommt.
Meine Ehe geht trotzdem gut, weil ich mich mal da, mal dort vergnüge. Meine Frau ahnt es nicht. Doch eigentlich müßte sie es wissen. Ich wollte früher oft mit ihr schlafen, also müßte sie sich eigentlich sagen: »Irgendwo muß er sich das doch holen, irgendwo muß er es tun.« Aber vielleicht verdrängt sie das.
Vor ein paar Jahren stand ich vor der Entscheidung, ob ich sexuell glücklich sein will oder ob ich umsorgt werden möchte.
Ich hatte eine Beziehung zu einer Mitarbeiterin. Am Anfang war das nur so ein Verhältnis. Aber dann wurde ich richtig abhängig von ihr. Ich wollte jeden Tag und konnte gar nicht genug von ihr kriegen. Wir haben uns total ausgelebt. Bei dieser Person hatte ich das Gefühl, wir könnten eine Familie gründen. Aber sie war verheiratet und hatte zwei Kinder.
Dann hat es ihr Partner erfahren. Er rief meine Frau an und sagte: »Ihr Mann hat eine Geliebte im Geschäft.« Sie stellte mich zur Rede, und ich habe natürlich geleugnet. Aber es hat dazu geführt, daß ich die Wahl treffen mußte. Meine Freundin war bereit, sich von ihrem Mann zu trennen.
Es war eine schwere Entscheidung, weil meine Frau so herzensgut und lieb zu mir ist. Es würde mir schwerfallen, ihr weh zu tun. Ich habe mir dann gesagt, ich bleibe bei ihr, weil irgendwo ist doch Liebe da. Vielleicht war es auch Bequemlichkeit. Daß jemand für mich da ist, mich bemuttert und alles für mich tut.
Wir sprachen darüber, und meine Frau sagte: »Ich weiß, daß ich dir nicht so die Person im Bett bin, aber ich glaube, daß ich dir sonst viel gebe.«

Wir haben keine Kinder. Es gab eine Zeit, in der ich keine wollte. Später habe ich meine Meinung geändert. Doch da wollte sie nicht mehr. Sie ist in solchen Dingen sehr konsequent. Sie sagt immer: »Was im Kopf drinnen ist, das bleibt.« Wahrscheinlich hat sie recht. »Was würdest du mit Kindern anfangen?« hat sie gesagt. »Du kommst nach Hause, läßt dich rundherum bedienen, bist manchmal so geschafft, daß ich dir schon fast zuviel bin. Was willst du mit Kindern, die dir nur Geschrei an den Kopf bringen?«
Wir haben einen Kater, der ist für sie der Kindersatz. Wenn er zu fressen kriegt, dann ist das eine Zeremonie, und anschließend wird er gebürstet. Zweimal am Tag. Aber wenn ich nach Hause komme, ist der Kater bei mir. Er schmust und schnurrt, und meine Frau ist eifersüchtig und sagt: »Das verstehe ich nicht, du tust ja gar nichts für ihn.«
Manchmal habe ich das Gefühl, sie möchte doch wieder mit mir schlafen. Aber jetzt mag ich nicht mehr. Ich begehre sie nicht.
Am schlimmsten ist es im Urlaub. Da spiele ich ihr Zufriedenheit und Glück vor. Wir sind immer zusammen. Wir gehen spazieren, aber nie Hand in Hand. Wir sitzen am Abend lustig im Restaurant und essen und trinken. Dann geht man schlafen – in ein Bett. Aber es spielt sich meistens nichts ab. Während sie am Strand liegt und sich braten läßt, gehe ich spazieren und laufe meinen Träumen nach, weil mir das eine fehlt. Ich denke dann immer: »Du müßtest heute eine Person finden, mit der du es machen kannst.« Das ist quälend. Aber anschließend möchte ich wieder zu meiner Frau. Ich mag, daß sie bei mir ist.
Es ist schwer, im Urlaub jemanden zu finden. Das könnte ja nur eine Frau sein, die das gleiche sucht. Einmal ist es mir geglückt: Wir waren am Meer, an einem großen Bootshafen und haben den Schiffern zugesehen, die ihre Boote an Land zogen. Da stand eine junge Frau, deren Mann mit seiner

Yacht beschäftigt war. Wir haben uns in die Augen geschaut, und es hat gefunkt. Ich bin von meiner Frau weggelaufen, und sie kam nach. In der Nähe war ein Restaurant. Wir trafen uns im Vorraum der Toiletten und haben uns für den Nachmittag verabredet. Sie kam, wir liefen zu einer einsamen Stelle am Strand und haben uns zwei Stunden geliebt. Es war schön, aber wir haben uns nie mehr wiedergesehen.
Manchmal sind wir im Urlaub bei ihren Eltern. Das ist für mich am bequemsten. Sie freut sich, ist mit ihren Leuten zusammen, und ich kann ungestört in meinem Zimmer Musik hören oder angeln gehen oder mich aufs Rad setzen und stundenlang durch die Gegend fahren.
Ich habe immer wieder den Drang, etwas Neues kennenzulernen, zu erobern. Ich bin immer auf dem Sprung. Wenn ich eine Frau finde, dann geht das eine Weile, dann ist es auch schön. Aber nach einer gewissen Zeit flaut das ab, und ich empfinde nichts mehr.
Ich sehne mich nach einer Liebe, wo alles zusammenpaßt, wo auch das Sexuelle stimmt. Ich habe ein schönes Zuhause und werde umsorgt, aber ich bin immer wieder auf der Suche nach so einer Person.
Das ist natürlich schwierig. Je leidenschaftlicher und schöner es ist, desto gefährlicher wird die Sache. Weil man sich Zeit nehmen muß. Und die Zeit ist eigentlich gar nicht da. Wenn Gefühle dabei sind, ist es stressig. Dann kommt es zu einem Punkt, an dem ich mir sagen muß: »Jetzt wird es kritisch.« Man ist zu Hause aggressiver, hat kein Ohr mehr für den Partner, ist im Geschäft aufgebracht...
Meistens mache ich dann einen Schlußstrich, auch wenn es weh tut. Es hat keinen Zweck. Lieber kurze Liebschaften, die einem nicht so viel bedeuten.
Aber nach einer gewissen Zeit suche ich wieder nach diesem leidenschaftlichen Gefühl. Es darf nur nicht zu oft geschehen. Ich weiß, daß ich meine Ehe damit aufs Spiel setze.

Wenn man in der Sexualität glücklich sein will, dann muß man alles geben, um alles nehmen zu können. Dann muß man bis an den Rand des Abgrundes gehen, um alles auszuschöpfen.
Irgendwann kommt das große Glück oder auch nicht. Aber so wie früher, wo ich gesagt habe, die Frau ist toll, ich lasse meine Ehe zurück, auch wenn es vielleicht dann gar nicht funktioniert. So verrückt bin ich nicht mehr.
Inzwischen bin ich so realistisch geworden, daß ich mir sage: Auch eine Prinzessin hat irgendwo Schwachpunkte. Ich bin weiser und disziplinierter. Ich weiß jetzt: Das eine ist so wichtig wie das andere. Vielleicht soll es so im Leben sein, daß man nicht alles haben kann.
Ich bin ja nicht unglücklich. Mir fehlt nur das Tüpfelchen auf dem i.
Letzthin habe ich meine Kinderliebe wieder einmal getroffen, und sie hat zu mir gesagt: »Der Glanz in den Augen, den du früher hattest, der ist weg.«

Joe, 60 Jahre alt

Fortsetzung von Seite 94

Ich vermisse Joe. Ich wandere durch diese Stadt, in der ich die Lokale besser kenne als die Architektur, und wünsche, er wäre bei mir. Wünsche, daß er mir weitererzählt aus seinem Leben, während wir durch enge Gassen schlendern. Ohne Ziel lasse ich mich treiben und stehe plötzlich vor der Bar, in der ich ihn zum ersten Mal traf.
Die Barfrau sitzt gelangweilt hinter der Theke, im Hintergrund macht der Chef die Abrechnung der letzten Nacht. Ich frage nach Joe und erfahre, daß er meistens am späteren Nachmittag zu einem Espresso vorbeikommt.
Ich warte.
Joe kommt und lächelt mich an: »Schön, daß du da bist. Ich habe dich schon gesucht. Laß uns gehen.«
Er führt mich in eine neue Gegend, wieder in ein anderes Lokal und sagt: »Meine Freunde beschweren sich, behaupten, daß ich mich verändert hätte. Du bringst mein Leben durcheinander, ich will das nicht. Und du hast Emil zum Weinen gebracht. Ich habe ihn noch nie weinen gesehen, und ich kenne ihn seit dreißig Jahren.
Ich wollte dich nicht wieder treffen. Aber dann habe ich gemerkt, daß es nicht stimmt. Daß ich es einmal erzählen muß, daß ich es nur dir erzählen kann.«
Ich bin froh, daß Joe wieder da ist.
Während er mir gegenübersitzt und in seine Vergangenheit zurückkehrt, nimmt er meine Hände. Ich ziehe sie nicht zurück. Unsere Knie berühren sich unterm Tisch. Ich rücke unmerklich ein wenig ab.

»Nach zwei Monaten Krieg waren wir keine Kinder mehr. Wir hatten Stoppelbärte und sahen alt aus. Wenn ich die gutbehüteten Kinder von heute ansehe... Wie Babys sehen sie aus, ganz weich. Wir mußten so vieles aushalten. Wir haben den Gefallenen die Pistolen und die Munition weggenommen. Eine Patrone haben wir immer eingesteckt und uns gesagt: Bevor es aus ist, erschießen wir uns lieber selbst.
Aber dann kamen die Flugzeuge mit ihren Maschinengewehrsalven. Wir hörten sie kommen und rollten uns in die Schützengräben. Es war ein Inferno aus Schreien und Blut. Als es vorbei war, lagen nur noch tote Kinder auf mir. Ich habe überlebt, weil sie auf mir lagen. Alle waren tot. Bis auf eines. Das habe ich aber erst später erfahren.
Dann bin ich abgehauen. Ich habe gewußt: Ich kämpfe nicht mehr für Deutschland, ich kämpfe nicht für Hitler, ich kämpfe nur noch für mich. Ich will wenigstens noch ein paar Wochen länger atmen, ich will da nur raus!
Ich hatte wahnsinnige Angst, aber einen genauso großen Lebenswillen. Ich bin jede Nacht 20 oder 30 Kilometer marschiert. Tagsüber habe ich mich im Wald versteckt, wie ein Wildschwein: in einer Kuhle, mit Laub darüber. Es war März, und in den Nächten war es furchtbar kalt. Wenn ich es vor Hunger nicht mehr aushielt, habe ich bei einem Bauern eingebrochen, ein paar Hühnereier gestohlen und sie roh gegessen.
Ich war 14 Jahre und sechs Monate alt.
Bevor wir in den Krieg geschickt wurden, hatte man uns die Blutgruppe eintätowiert, wie den SS Leuten. Wir waren kostbar und sollten im Notfall das richtige Blut bekommen. Es wurde uns aber auch eingehäm-

mert, daß wir dafür umgebracht werden, wenn uns die Russen erwischen.
Eines Tages fand ich irgendwo in den Feldern einen Toten, der sich dort zum Sterben verkrochen hatte. Ich nahm ihm sein Bajonett ab. Es war scharf wie eine Rasierklinge. Ich habe mir die Tätowierung aus dem Fleisch geschnitten. Die häßliche Narbe ist mir bis heute geblieben. Ich war so naiv zu glauben, daß ich damit den Nachweis loswerde, wer ich bin.
Irgendwann kam ich in englisch besetztes Gebiet. In ein sanftes Hügelland. Kaum Soldaten, die Bauern bestellten ihre Äcker, Pferde waren auf der Weide... Ein fast normales Leben. Für mich unvorstellbar. Ich hätte jedes Pferd erschossen und aufgefressen, so hungrig war ich nach Fleisch. Ich beschloß, dort zu bleiben. Es war eine friedliche Welt. Nach Hause wollte ich nicht mehr. Was hätte es für einen Sinn gehabt?
Ich wurde zum Dieb und Einbrecher. Ich habe den ganzen Winter im Wald gelebt, in Hütten, in Scheunen. In mir war der Satz drin: Wenn man erfährt, wer du bist, wirst du erschossen. Ich habe alles weggeworfen. Alle Papiere, alle Ausweise. Mit der Zeit hatte ich sogar Zivilkleider, die ich irgendwo gestohlen hatte. Ich lebte als U-Boot. Die Bauern waren nicht besonders wachsam.
Dann bin ich dem Apfelschimmel begegnet. Er war auf einer Wiese. Ich lief hinter ihm her und wollte ihm am liebsten ein Stück herausschneiden. Er galoppierte davon, über einen niedrigen Lattenzaun. Als ich dort ankam, sah ich, daß dahinter ein altes Waldbad war, mit einem Schwimmbecken ohne Wasser. Und das blöde Pferd springt hinein und bricht sich ein Bein.
Während ich noch überlege, was ich tun soll, sehe ich plötzlich ein Auto kommen. Da steht hinter der

Windschutzscheibe ein riesengroßer Engländer und sagt: ›Hey, Boy, let's go.‹ Dann hat er mich gepackt und zum Posten mitgenommen. Das Pferd haben sie erschossen, und ich wurde in den Gemeindekotter eingesperrt.«

Fortsetzung Seite 113

»Ich werde dir nicht in Worten erzählen, wer ich bin. Ich werde es dir über Musik vermitteln.«

GABRIEL, 29 JAHRE ALT

»Und wenn Ihnen mein Wetter nicht gefällt, dann bleiben Sie einfach zu Hause und machen es sich ganz kuschelig«, sagt er in sein Mikrofon und lächelt mich an.

Ich lächle zurück, und er verspricht sich.

Gabriel sitzt mir gegenüber, hinter einer Glasscheibe, die die beiden Radiostudios voneinander trennt. Und jedesmal, wenn sein Kollege eine Schallplatte auflegt, die das Gespräch mit der »Schriftstellerin« in handliche Stücke zerteilt, begegnen sich unsere Blicke.

Zwei Monate später läute ich an seiner Wohnungstüre und will wissen, wie es ihm mit Frauen geht. Damals, nach dem Flirt durch die Glasscheibe, versprach er mir ein Interview.

Es ist Mittag. Gabriel öffnet verschlafen und sagt geschockt: »Du bist schon da! Eigentlich wollte ich noch aufräumen ...«

Auf dem Tisch stehen die vollen Aschenbecher von gestern. Er stellt Wurst, Käse und Marmelade dazu und macht uns Kaffee.

»Ich werde dir nicht in Worten erzählen, wer ich bin. Ich werde es dir über Musik vermitteln«, sagt Gabriel und beißt zerstreut von seinem Toast ab.

»Aber wie soll ich dann über dich schreiben?«

»Das ist dein Problem«, lächelt er, wischt sich die Finger ab und legt eine Schallplatte auf.

Die Lautstärke macht jede weitere Kommunikation unmöglich.

Er setzt sich an eine der Trommeln, die im Raum herumstehen, und schließt die Augen.

Noch mache ich gute Miene zum ungewöhnlichen Spiel. »Soll er mir etwas vortrommeln«, denk' ich mir. »Ich habe bis morgen mittag Zeit.« Behaglich lehne ich mich in ein weiches Sofa und versuche, mich zu entspannen. Es gelingt mir nicht. Mein Kopf ist voll mit Fragen, die ich ihm stellen will. Ich überlege ständig, was ich tun könnte, um ihn von seiner Trommel wegzulocken.

Nach einer Stunde trommelt er noch immer. Weit weg und selbstvergessen. Wenn er von Zeit zu Zeit die Augen öffnet, schenkt er mir ein strahlend warmes Lächeln.

Ich übe Geduld und nehme sein Bild in mich auf: das schmale, feingeschnittene Gesicht unter dem störrischen, blonden Haarschopf. Die zarten Handgelenke, die langgliedrigen Finger, die die Trommel schlagen. Der schlaksige Körper mit den knochigen Schulterblättern. Die langen Beine, gekreuzt in einem ausgebeulten Trainingsanzug.

Irgendwann geht die Türe auf. Ein Mann mit einer Kaffeetasse in der Hand tritt ein und stellt sich kurz als »Mitbewohner Paul« vor.

Nun trommeln sie zu zweit mit einer Hingabe und Übereinstimmung, als gäbe es auf der Welt nichts anderes als diese Trommeln und die Musik im Hintergrund.

Plötzlich begreife ich: Gabriel meint es ernst. Er will mir nichts erzählen, ich muß zuhören.

Ich ziehe meine Schuhe aus, wickle mich in meinen Baumwollkimono, den ich als Trost gegen anonyme Hotelzimmer mit mir herumschleppe, und lege mich auf den Teppichboden, der einmal weiß war.

Gabriel und Paul registrieren mit freundlichem Lächeln meine Kapitulation und unterbrechen ihre Trommelsession nur, um von Blues auf Reggae umzusteigen.

Ich schließe meine Augen und lasse Sätze zu, die sich in mir formen:

»Er ist ein Mann, der keinen Alltag mag. Der sich nicht bin-

det, nicht einmal mit Worten. Der Nähe sucht und die Distanz doch wahrt. Der lieber in einem neuen Stück mitspielt, bevor das alte ihn langweilt.«
Die Trommelschläge hüllen mich ein. Ich höre auf, mich zu konzentrieren. Alles scheint unwichtig.
Plötzlich bemerke ich meine Anspannung und die Müdigkeit. Die Tage und Wochen angefüllt mit Lesungen und Interviews. Die anstrengende Unmöglichkeit, Mann, Kinder und Beruf unter einen Hut zu bringen...
Eine tiefe Traurigkeit überflutet mich unvorbereitet. Wie leicht diese beiden jungen Männer sich dem Leben hingeben, wie schwer und plump mein eigenes ist.
Ich steige aus. Ich steige aus, aus allem, was vernünftig ist. Aus allen Pflichten, die ich habe, und bin nur noch ICH. Im Fluß der Musik, die mich einhüllt. Im Rhythmus der Trommeln, die mich in das Land der Sehnsüchte, der Freiheit tragen.
Ich merke, daß ich tanze. Gelassen und selbstverständlich bewege ich mich völlig entspannt und spüre lustvoll den flauschigen Teppich unter meinen nackten Füßen.
Ich verliere den Begriff von Zeit. Als die Trommeln verstummen, gehen draußen schon die Lichter an.
Ich will diesen Traum nicht verlassen, in dem alles leicht und spielerisch ist. In dem das Leben ein Fest ist, auf dem ich tanze. Ich nehme einen Zug von der Zigarette, die herumgereicht wird. Ein angenehmes Schwindelgefühl kriecht wie Nebel durch mein Hirn.
Am Abend gehen wir in ein Konzert. Gabriel schenkt mir einen kleinen, bunt bestickten Hut, der mich vor der »anderen«, der Vernünftigen in mir, schützen soll.
In der Pause geht Paul nach Hause. Er hat doch »keinen Bock« auf Musik. Gabriel will bleiben, ist aber unzufrieden und plötzlich »nicht so gut drauf«. Er möchte lieber tanzen gehen. Mir gefällt das Konzert. Ich mag nicht mit. Gabriel

findet im Gewühl ein hübsches Mädchen und verläßt mich auch.
Als die Vorstellung zu Ende ist, umfängt mich vor der Türe das unbekannte Dunkel der fremden Stadt. Ich fühle mit einem kleinen Schmerz in der Brust, daß die Seifenblase geplatzt ist. Daß ich doch nicht mit ihnen tauschen will. Daß ich keine Lust auf diese Leichtigkeit habe, die in Unverbindlichkeit endet. Ich sehne mich nach meinen Freunden, nach meiner Familie und nach dem Vertrauen, das wir zueinander haben.
Ich spüre meine Einsamkeit, aber ich spüre auch die Einsamkeit der beiden jungen Männer. Ich sehe plötzlich im Lächeln von Gabriel die tiefe Traurigkeit.
Ich denke an die Trommeln und höre die Musik, die er für mich gespielt hat. Ich möchte ihn in meine Arme nehmen und streicheln.
Aber der magische Moment ist vorbei und bleibt als kostbare Blume in meiner Erinnerung.

Joe, 60 Jahre alt

Fortsetzung von Seite 108

Joe erzählt von seiner Gefangenschaft, und ich muß an meinen Vater denken. Er hat wenig über den Krieg geredet. Und doch war er so wie Joe ein Gefangener, ist wie er tagelang zu Fuß durchs ganze Land marschiert. Ich sehe das vergilbte Foto im Schlafzimmer der Großmutter vor mir: Ein magerer, ernster Soldat mit einem traurigen Lächeln.
»Ich war noch ein Kind, aber 1 Meter 85 groß und nur 55 Kilo schwer«, sagt Joe in meine Gedanken hinein. »Die Engländer haben mich gewaschen, mir saubere Kleider gegeben und endlich was Richtiges zu essen.
In diesem Gemeindekotter sah ich zum ersten Mal begehrliche Blicke von Männern. Einige der Offiziere waren homosexuell. Sie haben mir täglich ein paar Stockhiebe verabreicht. Nicht Hiebe, weil ich straffällig wurde, Hiebe, weil sie dabei Lust empfanden. Das war das Dreckige daran. Ich mußte die Hose runterlassen und mich mit nacktem Arsch auf eine Bank legen. Einer hat geschlagen, und die anderen haben zugeschaut. Ich habe mich oft gewaschen, weil ich mich beschmutzt fühlte. Aber nach einiger Zeit war auch das vorbei.
Ich war nur ein paar Tage eingesperrt. Dann habe ich die Chance bekommen, in der Feldküche zu arbeiten. In Blitzesschnelle begriff ich, wie man andere bescheißt, wie man Lebensmittel stiehlt und wie der Teller trotzdem voll aussieht.
Nach kurzer Zeit habe ich einen schwunghaften

Handel betrieben und den Soldaten einheimische Mädchen verschafft.
Für zwei oder drei Dosen Corned Beef und ein paar Pakete Nudeln – die ich in der Küche geklaut hatte – waren sie willig. Die Soldaten gaben mir Geld. Oft habe ich mit den Frauen selbst geschlafen, bevor ich sie weitervermittelt habe. Manchmal nicht einmal aus Lust, sondern aus Rache. Die Engländer haben mich geschlagen, also sollten sie nur ›Eingeschwänztes‹, Abgelegtes bekommen.
Ich war noch nicht 15 und hatte immer Frauen fürs Bett. Trotzdem war ich einsam. Nie hat mir eine übers Haar gestreichelt.«

Fortsetzung Seite 123

»Diese ruhigen Liebesnachmittage sind traumhaft. Sie hat ihr Zimmer im Puff, und ich habe meinen eigenen Bademantel dort.«

Burkhart, 46 Jahre alt

Er sitzt mir gegenüber mit einer Brille wie ein Bollwerk: originell, hart, abwehrend. Mit zurückgenommener, leiser Stimme, die die ganze Aufmerksamkeit beansprucht, referiert er über die statistische Wahrscheinlichkeit von irgendwas. Ein kühler Denker, der mit dem Kopf entscheidet.
Am Abend beim »gemütlichen Beisammensein« für die Referenten der Tagung lehnt Burkhart neben mir an der Bar und sagt fast unhörbar: »Haben Sie schon einen Mann interviewt, der sich in eine Hure verliebt hat?«
Als ich überrascht verneine, nimmt Burkhart sein Brillenbollwerk ab und zeigt dahinter ein weiches, verletzliches Gesicht: »Ich bin so ein Mann, und ich will ihnen gerne davon erzählen.«

Die Frau, mit der ich 20 Jahre verheiratet war, habe ich als Gegengift für meine Mutter geheiratet.
Vera war blond, meine Mutter war dunkel.
Vera war unterkühlt und antriebsreduziert – meine Mutter war gefühlvoll und impulsiv.
Vera hat mich schlecht behandelt, meine Mutter hat mich furchtbar verwöhnt.
Vera kam aus einfachen Verhältnissen, meine Mutter war eine Dame.
Mein Vater war ein Lebemann. Er ist abgehauen, als ich drei war. Von da ab war ich »Mutters kleiner Ritter«. Ich hatte die Verantwortung für ihre Verteidigung und mußte mich um sie kümmern. Ich war sozusagen »in ihren Diensten«. Als Gegengeschäft hat sie mich später in der Schule verteidigt.

Als ich älter wurde, habe ich mit Mutters Freundinnen geflirtet, und sie war stinksauer vor Eifersucht. Es hat immer gekracht, wenn ich eigene Wege gehen wollte. Damals habe ich bemerkt, welche Ansprüche sie an mich stellt.
Mit den jungen Mädchen, die ich nach Hause brachte, hatte meine Mutter keine Probleme. Es war alles überschaubar für sie, solange sie auf der gefühlsmäßigen Ebene nicht ausgestochen wurde. Als Vera auftauchte, begann ein neues Spiel. Da wurde es richtig bedrohlich. Ich habe unser Bündnis gekündigt und ein Gegenprogramm gestartet. Das war der Anfang meines Ausstieges.
Vera und ich haben uns heimlich verlobt. Ich kann mich noch genau an Mutters stieren Blick erinnern, als ich plötzlich mit einem lächerlich billigen Ehering am Mittagstisch saß...
Wir hatten jahrelang ein Dreiecksverhältnis, das ein einziger Kampf zwischen den Frauen war. Vera und Mutter haben gegeneinander intrigiert und mich dadurch stabilisiert.
Meine Frau war eine Prinzessin auf der Erbse. Sie war faul und hat mich ausgenützt. Ich mußte für alles sorgen – wie bei meiner Mutter. Aber es war wenigstens nicht mit einer gefühlsmäßigen Beanspruchung verbunden. Ich mußte mich nicht gegen eine umklammernde Liebe wehren.
Was mir Vera im gemeinsamen Büro an Engagement verweigert hat, das hat sie mir auch im Bett verwehrt. Bett und Schreibtisch waren in der Qualität streckenweise identisch.
Die Frage ist natürlich, warum ich das so lange mitgemacht habe?
Die Antwort kann nur sein, daß es leichter ist, nur mit der Verantwortung zu leben und dafür dem Pflichtenkatalog der Liebe zu entkommen. Außerdem war Vera sozial schwächer als ich. Ich habe jemanden gebraucht, dem ich überlegen war. Das ist in Beziehungen oft so. Daß einer schwächer sein muß, damit der andere groß rauskommt.

Ich habe Vera nicht aus Trotz geheiratet. Ich habe sie als Schutz gebraucht. Es ist ein hartes Geschäft, wenn man sich gegen die Emotionen einer Mutter wehren muß. Das geht nicht ohne Fluchthelferin. Vera war für mich »die falsche Frau zur richtigen Zeit«.
Ich hatte ein Dasein im Schützengraben, aber nur so konnte ich den Kampf gegen meine Mutter voll durchziehen. Später habe ich in ihren Tagebüchern gelesen: »Warum läßt sich mein Sohn von diesem Luder ausbeuten?«
Meine erotischen Wünsche habe ich in meiner Ehe mit eingestreuten kürzeren und längeren Liebesgeschichten befriedigt. Da habe ich nicht lang rumgelitten. Es gab immer zwei oder drei Partnerinnen, die in Frage kamen. Eine dieser Frauen war wahnsinnig geil. Einmal haben wir in einem Hotel übernachtet. Sie ist vor dem Spiegel gestanden und hat sich mit dem Handrücken durch die Möse gewischt und gesagt: »Hmm, ich kriege meine Tage.« Diese selbstbewußte Bewegung und wie sie an der Hand riecht... Ich fand das einfach toll. Für diese Frau hätte ich Vera beinahe verlassen. Aber die Zeit war noch nicht reif.
Als meine Mutter starb, war unsere Ehe zu Ende. Sie hatte ihren Zweck erfüllt. Wir haben noch kurz rumgezappelt, aber es hat nicht sehr weh getan.
Meine Frau hat sich ziemlich schmerzlos neu verliebt. Dieser Mann hat auch gleich das Kind anerkannt, das sie erwartete und von dem nicht geklärt war, ob es von mir oder von ihm ist. Wir haben uns einfach geeinigt, daß es seins ist, und damit war die Geschichte erledigt.
Ich habe die Wohnung umgeräumt und alle meine Mitarbeiter zu mir gerufen und gesagt: »Ihr müßt mir jetzt helfen. Ich war 20 Jahre lang weg vom Fenster, ich muß mich wieder ins Nachtleben einarbeiten.« Ich bin da gesessen wie der Mafia-Papa und habe sie gebeten, daß sie sich was einfallen lassen. Wir haben alles logistisch vorbereitet und alle mög-

lichen Varianten durchgespielt. Von den Frauen im Bekanntenkreis bis hin zur Heiratsanzeige.
Das Problem hat sich aber ganz schnell von selbst gelöst, weil ich auf einem Kongreß Elisabeth kennenlernte.
Sie hat mir sofort gesagt, daß sie eine Karrierefrau ist und nie für einen Mann berufliche Abstriche machen wird. Das war eine Einstiegsbotschaft, die ich völlig richtig fand. Es ist unglaublich lustvoll, in eine Frau verliebt zu sein, die dich nicht braucht, der du nichts geben mußt, weil sie gleich stark ist. Wir haben deckungsgleiche Interessen, eine ähnliche Herkunft, und ich konnte mich da richtig genüßlich hineinplumpsen lassen. Wir sind jetzt sieben Jahre zusammen und leben aus beruflichen Gründen in verschiedenen Städten.
Elisabeth hatte wenig Zeit für mich, weil man sich als Frau unheimlich stark engagieren muß, wenn man sich in der Männerwelt eine Position erringen will. Sie brauchte alle Kraft für sich selbst, und ich kam nicht an sie ran, wenn sie so beschäftigt war. Also habe ich mir gesagt: Anstatt rumzunörgeln und schlechte Laune zu haben, finde ich andere Möglichkeiten.
Von da ab habe ich auf meinen Geschäftsreisen keine Gelegenheit ausgelassen, mir verschiedene Puffs anzusehen. Wenn man zwei- oder dreitausend Kilometer fährt, macht das unheimlich scharf. Da entsteht eine simple, nackte Autofahr-Geilheit. Es gibt an Tankstellen Karten, in denen die Etablissements eingezeichnet sind, die man von der Autobahn innerhalb von 10 Minuten erreichen kann. Die Frauen haben davon keine Ahnung. Denen verkauft man Bestecke mit großen Porzellanohren. Aber die Männer bekommen Liebeskarten. Da findet man die roten Lampen im Gewerbegebiet der Städte ganz schnell.
Vor zwei Jahren ist mir ein Betriebsunfall passiert.
Ich wurde Stammkunde in einem Puff nicht weit von meiner Stadt und hatte bald ein Lieblingsmädchen. Sie ist schwarz-

haarig, obwohl ich immer blonde Frauen bevorzugt habe. Wahrscheinlich, weil meine Mutter dunkel war.

Es begann damit, daß Colette zu mir sagte: »Ich habe Vertrauen zu dir« und anfing, mir aus ihrem Privatleben zu erzählen. Dann schlug sie vor, daß ich immer freitags kommen sollte, weil da am wenigsten los sei und sie sich mehr Zeit nehmen könne. Ich wurde ein Gast mit Sonderrechten. Das Geschäft ist die schnelle Befriedigung von Männern und nicht die Beziehung zu einem Mädchen.

Wir waren uns am Anfang nur sympathisch. Aber unsere Beziehung hat sich mit der Zeit verselbständigt. Die Vertrautheit nahm in einem Ausmaß zu, das nicht vorgesehen war. Es geht nicht nur um Sex. Für Frauen, die als Prostituierte arbeiten, ist es sehr schwer, wieder lustvoll zu ihrem Körper zurückzufinden. Dieses eingelernte Abschalten bringt man kaum weg. Aber es ist eine wahnsinnige Bestätigung für einen Mann, wenn es ihm gelingt, eine Prostituierte im Bett glücklich zu machen.

Wir haben im Puff ein Liebesnest aufgemacht und leben sozusagen »gegen den Strich.« Das ist eine heiße Sache. Dieses aufwühlende Gefühl, wenn die Barriere, die den Gast vom bezahlten Mädchen trennt, weg ist.

Am Anfang hatte ich manchmal den Alptraum, daß alles nicht wahr sein könnte. Daß diese Frau, die so gut mit Männern umgehen kann, mich einfach ausnimmt, mich auf den Bauch fallen läßt. Ich wollte ihr nicht glauben, als sie sagte: »Laß mir Zeit.« Wenn das früher eine Frau gefordert hat, hab' ich mir gedacht: »Ach Gott, laß doch die billigen Ausreden ...«

Bei Colette war das anders. Ich habe meine rigorose Art ablegen müssen. Ich konnte nichts tun als einfach warten.

Die Veränderung geschah mit ihr. Ich konnte ihre Herztöne hören, ihre Erwiderung spüren. Colette ist eine unendlich zärtliche Frau. Es ist ein unbeschreiblicher Moment, wenn

plötzlich Gefühle zurückkommen. Wenn der Zug, den du losschickst, dir durch den Tunnel wieder entgegenkommt.
Bei uns stimmt die Chemie. Diese kleinen Stromstöße, die über die Haut gehen, die körpereigenen Säfte, die sich entwickeln... Das ist eine Sprache, in der es keine Lüge gibt. Ich kann einen gespielten Orgasmus von einem echten unterscheiden...
Das Tollste an dem Ganzen ist, daß wir in einem Haus Liebe machen, in dem normalerweise dafür bezahlt wird, daß es nicht um Liebe geht.
Ich versuche nicht, Colette von ihrem Beruf abzubringen. Diese Retter, die sich einbilden, mit einem Heiratsantrag können sie das Leben ändern – die gibt es täglich. Das ist dummes Zeug. Denn so viel Geld wie im Puff kann eine Frau nirgends verdienen.
Ich habe zu Colette gesagt: »Ich mag dich, wie du bist, mach, was du willst. Ich dränge dich nicht, es spielt für mich keine Rolle.«
Wir haben ja den Freitag. Unsere Zuneigung hängt nicht davon ab, ob wir miteinander in Urlaub fahren oder tanzen gehen. Aber ich denke die ganze Woche an sie. Die Möglichkeiten zu telefonieren sind stark eingeschränkt. Ein Manager mag ja auch nicht durch Liebesgestammel gestört werden, wenn er mitten in einer Konferenz ist. Das verträgt sich nicht. Genauso wäre es, wenn ich bei ihr anrufe und sie bei der Arbeit störe, wenn sie gerade mit einem Gast ins Bett will.
Wir vereinen scheinbar Unvereinbares. Das kostet einen Haufen Geld, aber es macht mir nichts. Ich stelle meinen Scheck aus, bevor unser Nachmittag beginnt. Colette muß zusehen, daß das Berufsethos stimmt. Es wäre für sie tödlich, wenn ich sie in eine Situation brächte, wo sie mir zuliebe kein Geld nimmt. Ich sage mir, das Geld, das wir für uns brauchen, verdiene ich ganz leicht durch den Antrieb,

den sie mir gibt. Ich war früher viel laxer. Jetzt kümmere ich mich viel konsequenter um die Kohle. Schicke meinen Klienten schneller Mahnungen und verlange höhere Honorare.
Ich wünsche mir, daß es noch lange so weitergeht. Diese ruhigen Liebesnachmittage sind traumhaft. Sie hat ihr Zimmer im Puff, und ich habe meinen eigenen Bademantel dort. Und wenn wir an die hauseigene Bar gehen, dann sind wir als Paar anerkannt. Es ist so ähnlich wie im Supermarkt, wo eine Frau zum fünften Mal mit dem Namen ihres Begleiters angesprochen wird, obwohl sie nicht verheiratet sind. Das ist wie so eine Art Schiffstrauung.
Der Mann, mit dem Colette lebt, ist gleichzeitig ihr Zuhälter. Ein intelligenter, kein primitiver. Am Anfang hat er sie auf die Minute genau vom Puff abgeholt und furchtbaren Zoff gemacht, wenn sie nicht gespurt hat. Das ändert sich jetzt langsam. Aber sie muß das allein durchkämpfen. Ich mische mich nicht ein. Ich wünsche mir natürlich, daß sie sich von ihm trennt. Ich kann mir das leicht wünschen, weil ich die Folgen nicht absehen kann.
Elisabeth weiß von Colette.
Das ist schwierig. Sie sagt immer wieder: »Was ist, wenn sich etwas an diesem Gleichgewicht ändert. Wenn sich eure Beziehung nicht nur auf den Freitagnachmittag beschränkt? Dir macht das nichts aus. Du bist auf der Gewinner-Seite. Während ich Angst habe, kannst du warten, was geschieht.«
Das stimmt natürlich nicht. Mir kann es genauso passieren, daß ich übrigbleibe, daß ich zwischen zwei Stühlen sitze. Ich bin trotzdem wild entschlossen, kein Entweder-Oder daraus zu machen. Das wäre Unsinn.
Zur Zeit probieren Elisabeth und ich herum, wie die Situation lebbar ist. Man darf sich nicht gegenseitig blockieren, aber man soll schon etwas tun, damit man sich nicht aus den Augen verliert. Wenn ich am Freitagabend von Colette

komme, dann braucht Elisabeth Zeit, bis die Bilder weg sind, wo sie mich mit der anderen im Bett sieht. Das kriegen wir meistens – mit ein paar Schmerzanfällen dazwischen – bis zum Sonntag hin.

Ich habe keine Chance, es anders zu machen. Was ist die Alternative? Eine fest zugenagelte Beziehung ist das Ende jeder Liebe. All diese verkorksten Ehen, die Geld und Kraft kosten, sind noch schlimmer als die Art von Schmerzen, die wir jetzt erleiden. Also bleibt uns nichts anderes übrig, als zu sehen, wie wir damit zurechtkommen.

Seit ich Colette liebe, bin ich im Alltag störanfälliger geworden. Das hängt mit der Verunsicherung zusammen, die ich spüre. Früher habe ich meinen Stahlhelm festgeschnallt, die Bunkertüre zugemacht und gesagt: Privatleben weg, jetzt geht's wieder an die Arbeit. Aber ich kann mich nicht mehr so gut abschotten.

Ich weiß nicht, wie es weitergeht. Man kann die beiden Frauen nicht miteinander vergleichen. Also muß ich mich auch nicht zwischen ihnen entscheiden.

Wenn ich mit Elisabeth schlafe, dann trägt sie eine hauchdünne Schlangenhaut. Ich mag die Schlangenhaut, ich streichle sie gern. Aber sie ist immer da.

Wir sind uns ähnlich. Wir sind beide sehr kontrollierte Menschen.

Colette trägt keine Schlangenhaut.

Das Schöne ist, daß ich durch sie total die Kontrolle über mein Leben verloren habe.

Joe, 60 Jahre alt

Fortsetzung von Seite 114

An diesem Abend merke ich, daß es schwer ist, von Joe wegzugehen. Diese Intimität aufzugeben, die sich bei jedem Gespräch verdichtet, die uns aneinanderbindet, obwohl wir uns kaum berühren.
Ich gehe in die Hotelbar und versuche mich abzulenken. Führe sinnlose Gespräche mit einsamen Männern, die mich nur noch mehr an meine Nähe mit Joe erinnern.
Ich liege schlaflos im Bett und denke an ihn. Ich habe mich in diesen Mann, der mir so unsympathisch war, verliebt. Stück für Stück hat er sein Inneres vor mir ausgebreitet, Stückchen für Stückchen mein Herz erobert.
Ich treffe Joe zum Frühstück und bin befangen.
Ich weiß nicht, wie ich ihm begegnen soll. Wo fängt die Lüge an? Darf ich schweigen und einfach meine Arbeit weiter tun?
Er hilft mir aus dem Mantel und legt seine Hand auf meine Schulter. Ich lehne mich an seine Brust. Es ist so selbstverständlich und richtig, daß es nichts zu sagen gibt.
Joe streichelt mir übers Haar, und ich fühle mich geborgen. Ich weiß nicht mehr, habe ich mich in den Vater verliebt oder in den Mann.
Wir nehmen unsere Mäntel wieder und gehen einfach weg. Weg von dem Kellner und den Gästen, die uns beobachten. Wandern durch die Straßen, ich mit meiner Hand in seiner Manteltasche.
»Ich will mit dir wegfahren«, sagt Joe. »Irgendwohin,

wo es schön ist. Nur zwei Tage. Einfach aus meinem Leben weggehen und dich spüren.«
Ich höre mich sagen »Ja, ich will es auch.«

Fortsetzung Seite 130

»Die eigene Frau ist wie ein Guthaben auf der Bank: Man hat es schon, man muß nichts mehr dafür tun.«

YOUSSEF, 36 JAHRE ALT

»Guten Morgen, Madame, haben Sie gut geschlafen?« fragt er lächelnd und zeigt mir seine blendendweißen Zähne. Obwohl ich kein Morgenmensch bin, fühle ich mich schön und spüre seine Blicke im Nacken, als ich den Frühstücksraum betrete.
Am Nachmittag sehe ich ihn wieder. In einem perfekt geschnittenen Anzug sitzt er an seinem Schreibtisch in der Hotelhalle, seine schmalen, manikürten Hände dekorativ auf der edlen Schreibunterlage. Der weiße Hemdkragen unterstreicht sein leicht gebräuntes Gesicht mit großen, dunklen Augen, die Botschaften aussenden. Er hüllt mich wieder in sein Lächeln ein, und ich strenge mich an, im Vorübergehen das kleine Metallschild auf seinem Pult zu lesen: »Guestrelation-Manager« steht da in feinen goldenen Lettern.

Ich komme gut an bei Frauen. Es ist nicht nur mein Aussehen, das ist ein Geschenk der Natur, für das ich nichts kann. Es ist meine positive Ausstrahlung. Ich bin dafür da, daß unsere Gäste sich wohl fühlen, und ich tue mein Bestes. Da läßt es sich manchmal nicht vermeiden, daß mir die eine oder andere Frau sympathisch ist.
Ich versuche trotzdem, mich aus Affairen während der Arbeit rauszuhalten. Aber es gibt immer wieder charmante, gutaussehende Frauen, die mir das Gefühl geben, sie wollen etwas von mir. Dann fängt mein Konflikt an: Soll ich sie ansprechen oder nicht? Wenn es nur um mich ginge, hätte ich keine Probleme damit, ehrlich nach meinen Gefühlen zu leben. Alles andere ist Heuchelei. Aber es ist wegen der Hausmoral, wegen meiner Kollegen.

Ich bin in Tunesien geboren, doch das spielt keine Rolle. Ob Ausländer oder Inländer ist bei einem Mann nicht entscheidend. Ich bin charmant, freundlich und taktvoll. Ich kann mich benehmen, ich werde akzeptiert.
Meine Frau ist Deutsche. Wir haben geheiratet, weil wir uns schon drei oder vier Jahre kannten. Ich hätte das nie tun dürfen. Ich bin für die Ehe ungeeignet. Weil Ehe mit körperlicher Treue verbunden ist. Das ist ein Chaos. Das kann ich nicht. Am Anfang habe ich versucht, normal zu leben: Du arbeitest, gehst nach Hause, dann gibt's gemeinsames Abendessen, dann siehst du fern und gehst ins Bett.
Das ging nur drei oder vier Monate gut. Es war ein einziger Kampf, der in einem Krampf endete. Ich wurde unruhig, unzufrieden und aggressiv. Mein Gefühl wollte etwas anderes als mein Kopf.
Schließlich habe ich mir gesagt: Ich bin ununterbrochen mit einem Problem beschäftigt, mit einem Zustand, der mir nicht paßt. Da hat keiner was davon. Ich muß mich wieder mit anderen Frauen treffen. Ich brauche als Mann das Gefühl, begehrt zu sein. Das baut auf.
Man lernt jemanden kennen, man schaut einander in die Augen, man unterhält sich ohne Worte, man spürt, wie die Gefühle ankommen ... Es ist herrlich.
Was ist schon körperliche Treue? Ich glaube nicht, daß meine Frau mehr von mir hat, wenn ich mit anderen Frauen nicht ins Bett gehe. Wichtig ist die seelische Treue. Ich habe weiß Gott schon genug Frauen kennengelernt. Viele sahen besser aus als meine eigene. Aber ich habe niemals in meinem Leben daran gedacht, Gerda zu verlassen. Ich liebe meine Frau. Sie ist sauber, eine gute Hausfrau und streitet selten. Sie hat ein gutes Herz.
Ich weiß das alles zu schätzen und werde bei ihr bleiben.
Meine seelische Treue ist hundertprozentig, aber meine körperliche Treue ist null Komma null. Ich habe deswegen kein

schlechtes Gewissen. Ich sorge dafür, daß es meiner Frau sexuell auch gutgeht. Ich schlafe alle 14 Tage mit ihr. Dann gebe ich mir große Mühe und denke in erster Linie an sie. Ich bin kein brutaler Mann, ich bin eher zärtlich.
Die eigene Frau ist wie ein Guthaben auf der Bank: Man hat es schon, man muß nichts mehr dafür tun. Wenn man hingegen Lotterie spielt, weiß man nie, ob man gewinnt oder verliert. Das ist der Reiz an neuen Frauen.
Ich bin als freier Mensch geboren, und als freier Mensch will ich weiterleben. Ich genieße jeden Tag und will niemanden dabei verletzen, auch nicht meine Frau. Aber ich bin nicht bereit, mich zu ändern. Ich lasse mich zu nichts zwingen. Damit würde ich mich selbst verletzen. Gerda habe ich längst gesagt, daß ich auf meine persönliche Freiheit nicht verzichten will. Es gibt keine Diskussionen. Wenn ich weg bin, bin ich weg. Natürlich habe ich ihr nicht gesagt, daß ich mit anderen Frauen ins Bett gehe.
Mein Beruf ist anstrengend, und ich brauche einen Ausgleich. Ich bin gern unter Menschen, die ich nicht kenne, ich liebe das Spontane. Es genügt, daß ich zum Bahnhof gehe und mir eine Zeitung hole. Schon finde ich Kontakt. Ich habe immer das Gefühl, die Frauen wollen etwas von mir. Sie sehen mich an, sie suchen meinen Blick. Egal, ob im Weinkeller oder in einer Disco. Jeder Abend ist voll mit Überraschungen.
Ich bin nicht darauf angewiesen, Frauen im Hotel anzusprechen. Alles, was ich brauche, kann ich draußen haben. Aber ich komme immer wieder in Situationen, in denen ich nicht nein sagen kann. Dann mach' ich es auch im Hotel. Alles andere sind faule Kompromisse. Ich glaube, viele Menschen haben die gleichen Wünsche wie ich. Sie haben nur nicht den Mut, ehrlich zu leben. Sie treten ihre Gefühle mit Füßen.
Wenn so ein Ehepaar ankommt, oder eine hübsche Sekretärin mit ihrem alten Chef, der nicht so gut aussieht... Wenn

ich diesen Frauen in die Augen sehe – ich weiß, wovon ich spreche, das ist keine Phantasie. Die geben mir Signale, das gibt's gar nicht.
Einmal saß eine sehr gut aussehende junge Frau den ganzen Nachmittag in der Halle und las. Zuerst dachte ich, daß sie nur zufällig so Platz genommen hatte, daß ich in ihrem Blickwinkel war. Aber dann sah sie mich in einer Weise an, daß ich zu ihr hingehen mußte. Ich sagte: »Kann ich etwas für Sie tun, Madame, fühlen sie sich nicht wohl?« Sie lächelte: »Nein, ich langweile mich nur. Mein Mann ist immer geschäftlich unterwegs, und ich bin allein.«
Nach einer Weile ging sie auf ihr Zimmer und warf mir einen einladenden Blick zu. Ich folgte ihr unauffällig.
Am Abend war sie mit ihrem Mann an der Bar. Ich habe gar nicht hingesehen und mich ganz normal verhalten. Wenn man meinen Lebensstil hat, muß man ein guter Schauspieler sein, sonst fällt man durch. Man darf alles tun, aber man muß den Mund halten. Ich kann Geheimnisse gut für mich behalten. Es ist herrlich. Ich sitze vor meinem Drink, sehe einen Ehemann mit seiner Frau, und nur sie und ich wissen, daß wir gestern miteinander im Bett waren. Dann unterhalte ich mich mit den beiden ganz normal. Das ist Kunst: Genießen und wie ein Gentleman schweigen. Ich brauche keine Zuschauer.
Manchmal, wenn ich an meinem Schreibtisch in der Halle sitze und eine schöne Frau vorbeigeht, habe ich erotische Träume. Mitten in der Arbeit, ganz leise für mich. Ich stelle mir dann vor, die Frau wohnt in einer Suite. Ich gehe hoch, weil irgendwas defekt ist. Dann stehe ich vor ihr, wir sehen uns in die Augen und fangen an, uns zärtlich zu berühren. Ich denke nicht an Positionen im Bett. Meine Phantasien sind romantisch. Mit schöner Musik und gedämpfter Beleuchtung. Dann sehe ich das Besondere an ihr: schöne Augen, eine gute Ausstrahlung, einen großen Busen ... Ich habe das Gefühl, daß Frauen auch mit ihrer Phantasie spielen.

Es ist nicht einfach, zweigleisig zu fahren. In Gedanken bin ich im Bett bei der Frau, in Wirklichkeit spreche ich mit einem Kollegen.
Viele erotische Gelegenheiten gehen verloren, weil man die Chance nicht zu nützen weiß. Wenn Frauen und Männer mutiger wären, dann würden sie viel öfter zu einem Menschen hingehen und einfach sagen: »Sie gefallen mir, ich begehre Sie. Ich möchte gerne mit Ihnen ins Bett gehen.«
Ich liebe solche Begegnungen. Dann höre ich auf zu denken und sage: Knopf Verstand aus, es läuft nur noch der Knopf Gefühl. Ich kann das gut dirigieren. Aber je besser mir eine Frau gefällt, desto weniger möchte ich sie wiedersehen. Ich liebe es, Herr der Lage zu bleiben. Wenn ich dabei bin, mich zu verlieren, wenn ich nicht mehr weiß, was ich tue, dann habe ich Angst, in Abhängigkeit zu geraten.
Liebe ist schön. Aber Liebe kann auch etwas Furchtbares sein. Ich möchte meine Freiheit nicht aufgeben. Ich möchte nicht leiden. Ich möchte auch nicht, daß meine Frau leiden muß.

Joe, 60 Jahre alt

Fortsetzung von Seite 124

Ich sage den Satz: »Ja, ich will es auch« und weiß, ich muß verrückt geworden sein. Niemals, habe ich mir geschworen, werde ich einen dieser Männer, die mir ihr Leben erzählen, begehren. Ich übertrete alle Regeln. Ich habe die notwendige Distanz zu dieser Geschichte verloren.

Das Ja verändert unser Leben.

Joe erzählt weiter, und ich höre zu. Er streichelt meine Hände. Wir küssen uns nicht, aus Scheu, diese letzte Barriere zu durchbrechen.

Zwischendurch erlauben wir uns kleine Phantasien. Wie es sein wird, wenn wir miteinander wegfahren. Wie wir in dem kleinen, aber feinen Hotel ein Menü mit sieben Gängen bestellen, wie wir nach der zweiten Vorspeise aufstehen und nach oben gehen...

Aber wir reden auch darüber, was er seiner Frau erzählen könnte.

Seine Frau.

Sie ist in seinen Erzählungen nie vorgekommen. Doch jetzt will ich es wissen. Will wissen, wer diese Frau ist. Ob sie versteht, wer er ist, ob sie ihm gibt, wonach er sich sehnt, ob er ihr gibt, was sie sucht...

»Diese Ehe ist meine zweite Ehe. Meine erste Frau habe ich längst vergessen. Es ist unglaublich, daß man mit einer Beziehung so komplett fertig sein kann. Eines Tages war ich bei einer Geschäftseröffnung, da waren mindestens 200 Leute dort.

Alle stehen herum und essen Brötchen. Ich gehe zu einer Gruppe, bei der ein alter Geschäftsfreund steht

und sage ›Halli-hallo, ich bin der liebe Joe.‹ Und eine der Frauen sagt: ›Bist du verrückt, dich bei mir vorzustellen, wir waren einmal verheiratet ...‹ Ich habe sie nicht mehr erkannt!
Als wir uns trafen, war sie 17 und ich 26. Der Altersunterschied war nicht zu groß, aber das Erlebte stand zwischen uns. Ich hatte schon ein langes, langes Leben hinter mir, viel länger, schien mir, als jemand, der im Frieden 80 Jahre alt wird.
Es war in einem Gasthof mitten auf dem Land, wo sich am Wochenende die Bauern auf der Kegelbahn die Schädel einschlugen. Vor der Tür standen Obstbäume, so alt, daß sie nichts mehr getragen haben. Ich setze mich mit meinem Bier auf die windschiefe Hausbank, da sehe ich sie. Sie kommt den Hang herunter, durchs hohe Gras mit gelben Blüten, und ihre Haare wehen im Wind. Als sie näher kommt, sage ich zu ihr: ›Nehmen Sie's zur Kenntnis, Frau, ich werde Sie heiraten.‹ Sie lacht und riecht verschwitzt, aber nicht unangenehm, und sagt ja.
So habe ich geheiratet. Völlig schwachsinnig, so eine Ehe kann nicht gutgehen. Ich habe schon beim Schwur auf dem Standesamt gelogen. Ich wußte nicht, wohin mit meiner Potenz, und habe mir gedacht: ›Eine Frau wird mir zu wenig sein‹ und schon bei der Trauung nach den Brautjungfern geschielt.«

Fortsetzung Seite 141

»Unser einziger Kontakt am Morgen findet im Bad statt. Inzwischen überlege ich mir schon, ob ich nicht eine halbe Stunde früher aufstehen soll, um dem zu entgehen.«

WERNER, 51 JAHRE ALT

Er sitzt neben mir auf einem dieser Flüge, wo alle Männer gleich aussehen: grauer Anzug, graues Gesicht, Aktenkoffer, Zeitung unterm Arm. Geschäftig schwärmen sie aus oder kehren zurück. Unentbehrlich für ihre Arbeitgeber und doch ersetzbar, sobald sie nicht mehr funktionieren.

Beim Aussteigen reicht mir Werner seine Karte mit den oft gesagten Worten: »Wenn sie einmal in Frankfurt vorbeikommen...«

Ich komme vorbei und frage ihn nach seinem Leben. Er zögert und seufzt ins Telefon: »Ach, wissen Sie, da müßten wir in einer anderen Umgebung sein, da müßten wir Zeit haben und wegfahren, aussteigen können aus dem Alltag.«

»Wir haben diese Zeit nicht«, überhöre ich seinen Wunsch. »Aber treffen wir uns doch am Bahnhof, das ist so gut wie wegfahren.«

Werner sieht ohne seine Statussymbole zart und verloren aus. Ohne Aktenkoffer, ohne maßgeschneiderten Anzug, ohne Zutritt zur Business Class. In der beigen Freizeitjacke sind seine Schultern schmal, und wenn er lächelt, fällt die Maske weg. Dann sehe ich die Traurigkeit in seinen Augen, die Haut durchsichtig und fein zerknittert, zu wenig durch Berührung genährt.

Manchmal denke ich mir, daß meine Frau mich haßt. Wir sprechen wenig miteinander, wir schlafen kaum noch miteinander.

Wir können uns trotzdem nicht scheiden lassen. Ich habe mich mit Aktien verspekuliert, und sie hat mitunterschrieben. Wir sind so verschuldet, daß mir bei einer Trennung nichts bliebe. Wir haben ein Haus, einen Mercedes und alles, was wir brauchen. Man hat sich das doch nicht aufgebaut, damit es den Bach runtergeht...

Ich will mein Leben endlich genießen, wenn ich aus dem Arbeitsprozeß rausgehe. Ich habe in meinem Bekanntenkreis zwei Scheidungen miterlebt. Wenn ich die Männer so beobachte – wie unsicher es mit denen weitergeht...

Manchmal träume ich von einer Frau, zu der ich bis ins hohe Alter zärtlich sein kann. Die mich versteht, mit der eine echte Bindung möglich wäre. Aber wer garantiert mir, daß es so etwas gibt? Wahrscheinlich ist es ein Traum, der der Realität nicht standhält. Da kann ich gleich bei meiner jetzigen Frau bleiben, wenn sich nach ein paar Jahren alles wiederholt.

Es gibt Momente, in denen ich meine Frau ansehe und mir denke: »Mädchen, ich hab' dich doch gern, wir könnten es doch schön miteinander haben.« Zum Beispiel wenn wir einen Spaziergang machen oder ausgehen und uns bei einem Glas Wein gegenübersitzen... Aber das kommt immer seltener vor.

Letzte Woche waren wir uns nach langem wieder einmal ganz nahe. Ich kam vom Büro nach Hause. Meine Frau saß im Wohnzimmer und weinte. Vor ihr lag aufgebahrt und mit Blumen geschmückt unser Hund. Er war schon länger krank gewesen, aber es gab immer noch Hoffnung, daß er es schafft. Sein Tod und die Tränen meiner Frau haben mich so berührt, daß mich die Liebe überkam.

Der Dackel gehörte eigentlich den Kindern. Er schlief bei ihnen im Bett, und als sie erwachsen waren, hat er sich den Platz zwischen uns im Bett erkämpft. Ich war am Anfang dagegen, aber wenn er mich in der Früh mit seiner kalten Schnauze stupste – »komm, Freund, es ist Zeit, ich habe Hunger« –, dann war er wie ein Mensch.

Ich frühstücke nie mit meiner Frau. Wenn ich aufstehe, ist

sie beschäftigt und kocht für die Kinder vor, die immer noch zu Mittag nach Hause kommen. Sie ist eine gute Mutter und sehr aufmerksam.
Unser einziger Kontakt am Morgen findet im Bad statt. Inzwischen überlege ich mir schon, ob ich nicht eine halbe Stunde früher aufstehen soll, um dem zu entgehen. Wir geraten uns jedesmal in die Haare. Es sind immer Kleinigkeiten. Vor ein paar Jahren ging mein Rasierapparat kaputt. Sie hat mir zu Weihnachten einen neuen geschenkt. Er gefiel mir nicht. Ich habe ihn trotzdem behalten, weil meine Frau aus einer Familie kommt, in der 80 Prozent der Geschenke umgetauscht werden. Sie hat sehr darunter gelitten.
Den nächsten Rasierapparat habe ich mir wieder selbst gekauft. Er hat keine Batterie, und ich brauchte die Steckdose, die auf ihrer Seite des Waschbeckens angebracht ist. Ich schlug ihr vor, den Platz zu tauschen. Sie sagte: »Was fällt dir ein? Alle meine Sachen sind auf dieser Seite im Spiegelschrank.« Ich dachte mir: »Mädchen, das brauchst du doch nur umzuräumen.« Eine Frau, mit der man sich besser versteht, hätte das wahrscheinlich getan. Seither beschwert sie sich jeden Tag über das Verlängerungskabel, das an ihr vorbeiläuft und manchmal ihre Schenkel berührt.
Mein neuer Rasierapparat ist lauter als der alte. Als ich ihn zum ersten Mal ausprobierte, sah mich meine Frau nur stumm von der Seite an. Sie hat so einen bestimmten Blick, das ist ihre Art von Protest. Ich rasiere mich ruhig weiter. Sie starrt mich immer noch an, und nach einer langen Zeit sagt sie: »Verdammt noch mal, der ist aber laut.« Sag' ich: »Das stimmt, er ist laut, aber er ist viel hautschonender.« Seither höre ich mindestens dreimal in der Woche, daß er lauter ist als der alte.
Mit der Zeit wird man da gleichgültig.
Meine Frau hat einen Ton, der mich unheimlich stört. Alles ist zack, zack, abgehandelt, fertig, aus. Wenn ich mich be-

schwere, sagen die Kinder: »Mein Gott, Papa, laß sie. Du kannst die Mama doch nicht mehr ändern.« Sie will in der Familie die Hosen anhaben. Das hat die Harmonie total zerstört.
Unser Leben ist ein einziger Machtkampf. Ich kann nicht einmal meine Schuhe putzen, wann ich will. Ich wechsle sie jeden Tag, und wenn ich alle getragen habe, dann reinige ich sie. Meine Frau will das nicht. Spätestens nach drei Tagen höre ich von ihr: »Du könntest endlich einmal deine Schuhe putzen.«
Sie akzeptiert nie, was ich mache.
Wenn wir mit dem Auto in eine Gegend fahren, in der ich mich gut auskenne, entstehen trotzdem solche Dialoge:
»Fahr nicht so schnell, da kommt eine Ampel.«
»Ich habe sie gesehen.«
»Da ist ein Zebrastreifen, paß doch auf.«
»Ich passe auf.«
»Wie fährst du denn überhaupt?«
»Ich fahre so, daß wir dorthin kommen.«
»Aber wieso fährst du diesen und nicht den anderen Weg?«
»Weil wir auf dieser Straße genauso hinkommen.«
»Ja, aber anders ist es besser.«
Das geht meistens so lange, bis ich sage: »Verdammt noch mal, dann fahr doch selber.« Und sie sagt: »Du läßt mich doch nicht fahren.«
Das stimmt nicht, ich lasse sie fahren, aber sie hat überhaupt kein Gefühl fürs Gaspedal...
Bei Gesprächen über Geld kriegen wir uns auch immer in die Haare. Sie wirft mir vor, daß ich eine teure Filmkamera kaufe, ich werfe ihr vor, daß sie 40 Blusen im Schrank hat. Sie spricht von Verschwendungssucht, ich von Kaufneurose. Dann sagt sie: »Es ist mein Geld, und wenn ich nicht arbeiten ginge, könnten wir unsere Schulden gar nicht zurückzahlen.« Ich antworte ihr: »Wenn du nicht arbeiten gingest,

wären diese Schulden nicht da, dann hätte ich es mir gar nicht leisten können zu spekulieren.«

Meine Frau hat mir jahrelang rausgelegt, was ich anziehen soll. Wir sind auch immer zusammen einkaufen gegangen. Das war schlimm. Ich habe meistens die Geduld verloren und in einem Kaffeehaus gewartet, bis sie etwas gefunden hatte. Sie brachte mir dann die Hemden daher, Pullover, Krawatten – alles.

Als unsere Entfremdung begann, fing ich an, mir selber Sachen zu kaufen. Seither meckert sie rum und sagt: »Diese Krawatte paßt nicht und jener Kragen sitzt schlecht...« Sie will mich immer bevormunden.

Wir haben aus Liebe geheiratet. Es war wunderbar. Meine Frau ist schlank und hübsch. Sie ist fünf Zentimeter größer als ich. Bei der Hochzeit haben wir getrickst. Ich trug Schuhe mit extra hohen Absätzen, und sie ging beim Fotografen ein wenig in die Knie. Wir gingen selten Arm in Arm und haben uns nie untergehakt. Nicht aus Mangel an Zuneigung, sondern damit man den Größenunterschied nicht so sieht. Die Leute haben uns immer so kritisch angesehen.

Ich habe am Anfang unserer Ehe lange Zeit mein Junggesellenleben nicht aufgegeben. Der Fußball war meine Leidenschaft. Ich habe selbst gespielt und eine Jugendmannschaft trainiert. Ich war der Meinung, daß meine Frau das akzeptiert. Heute denke ich, daß unsere Beziehung anders verlaufen wäre, wenn ich etwas zurückgesteckt hätte. Ich ging auch weiterhin mit meinen Freunden aus, und wir haben uns gegenseitig Alibis verschafft. Wenn ich morgens um zwei oder drei nach Hause kam, saß meine Frau meistens da und hat auf mich gewartet. Oft war es so, daß wir noch Lust aufeinander hatten. Damals war sie noch hungrig auf Sex.

Als die Kinder kamen, trat die Sexualität in den Hintergrund. Ich glaube, sie hatte Angst, daß sie bemerken, was wir tun. Sie wollte es nur noch am Samstagvormittag, wenn

die Mädchen in der Schule waren. Früher haben wir drei- bis viermal in der Woche miteinander geschlafen.
Mit der Zeit wurde unser Liebesleben eintönig. Meine Frau ist streng erzogen, es war schon schwierig, wenn ich das Licht anmachen wollte. Ich hätte mir ein wenig Abwechslung gewünscht – zum Beispiel französisch. Ich habe es probiert und gemerkt, daß sie es nicht mag. Sie hatte so einen unangenehmen Geruch, daß ich nie mehr versucht habe, sie zu lecken. Es ist wie bei den Hunden. Die schnuppern auch zuerst, ob der andere gut riecht.
Dann fingen wir an, uns als Anregung Sexfilme anzusehen oder in Nachtbars zu gehen, wo nackte Tänzerinnen auftreten. Nach zwei- oder dreimal sagte meine Frau, daß es ihr nicht gefällt, daß es sie nicht geil macht. Ich konnte sie nicht mehr anturnen. Wenn wir miteinander schliefen und es etwas länger dauerte – was ich sehr schön fand –, sagte sie meistens: »Mach's mal von hinten, das magst du doch so gerne.« Ich wurde das Gefühl nicht los, daß sie wollte, daß ich schneller fertig werde, damit sie diese lästige Prozedur beenden kann.
Seit ein paar Jahren schlafen wir fast überhaupt nicht mehr miteinander. Meine Frau sagt manchmal: »Du hast kein Gefühl. Du kannst dich nicht in mich hineindenken. Ich kann nicht einfach, nur weil du gerade willst.« Ich sag': »O.K., dann zeig du mir, wann du Lust hast.« Aber sie kommt nie.
Ich verhungere trotzdem nicht. Es gibt zwei Möglichkeiten: Entweder ich mach' es mir selber, oder ich suche mir eine Frau fürs Bett. Ich hatte eine Kollegin in der Firma, mit der klappte es eine Zeitlang gut. Aber sie hat dann wieder geheiratet und ist weggezogen.
Manchmal greife ich zum Telefon – es gibt ja dutzendweise Anzeigen in der Zeitung – und lasse mich von der Stimme leiten. Wenn ich höre, daß die Frau sympathisch ist, dann fahre ich hin und sehe sie mir an. Wenn sie mir gefällt, kann

sich was entwickeln. Aber es ist im Grunde genommen ein Geschäft. Das stört mich.

Bei einer dieser Frauen war ich nahe dran, mich zu verlieben. Wir saßen nebeneinander und haben uns lange unterhalten. Sie strich mir nur manchmal übers Haar, und wir haben uns gegenseitig massiert. Ich griff sie an den bewußten Stellen so lange an, bis sie sagte: »Jetzt habe ich echt Lust.« Ich ging dann oft zu ihr, sie hat mir den Preis reduziert. Aber ich wußte mit der Zeit nicht mehr, wie ich vor meiner Frau vertuschen soll, daß ich mehrmals im Monat 300 Mark von unserem Konto abhebe. Ich habe mich von ihr zurückgezogen, es wurde zu gefährlich.

Einmal sah ich in der Sauna eine attraktive Frau, mit der ich mir vorstellen konnte, zärtlich zu sein. Sie lag so sinnlich da, ganz ruhig. Ich beobachtete sie, wie sie sich mit geschlossenen Augen mit der Hand über die Brust fuhr und sich die Lippen ableckte. Wenn die anderen Menschen nicht gewesen wären, hätte ich versucht, mich ihr zu nähern, sie zu streicheln. Vielleicht hätte ich es tun sollen. Aber der Mut hat mir gefehlt.

Seither bin ich gerne in dieser Sauna, um an die Frau zu denken. Immer früh am Morgen, wenn noch niemand da ist. Ich lege mich ganz entspannt hin – man kann das trainieren – und stelle mir vor, wie ich sie am ganzen Körper küsse, mit der Zunge überall hingehe ... Dann bekomme ich eine Erektion.

Ich fühle mich zu anderen Frauen stark hingezogen, aber es ist alles Ersatzbefriedigung. Ich frage mich oft: »Warum kann ich das mit meiner eigenen Frau nicht mehr? Warum funktioniert es nicht?« Sie würde sich wahrscheinlich über mich genauso beklagen.

Es müßte doch eine Lösung geben! Mir geht immer wieder durch den Kopf, daß es massenhaft unbefriedigte Ehemänner gibt. Also müßte es doch ebenso viele unbefriedigte

Frauen geben. Mit so einer könnte ich eine schöne Sexualität haben, und wir könnten beide für immer bei unseren Partnern bleiben. Ich habe Angst davor, daß mich im Alter niemand pflegt, niemand liebt.

Manchmal wünsche ich mir, aus meinem Alltag auszusteigen. Irgendwo, losgelöst von allem, ein neues Leben zu beginnen, mit den Erfahrungen aus dem alten Leben. Vielleicht könnte ich dann näher an dieses Bild herankommen, könnte die Wahrheit finden, wie gute Beziehungen wirklich sind.

Vielleicht genügt es aber auch, daß ich mit meiner Frau ein paar Wochen auf Urlaub fahre und einen Neuanfang versuche. Aber ich weiß nicht, ob das nach 20 Jahren Ehe noch möglich ist.

Das Gefallen aneinander, die Sehnsucht nacheinander, so wie es früher zwischen uns war, entsteht wahrscheinlich nur mit einer neuen Frau.

Joe, 60 Jahre alt

Fortsetzung von Seite 131

Joe schweigt eine lange Minute und ist weit weg. Bei dieser Frau, die er schon fast vergessen hat.
»Vielleicht habe ich geheiratet, weil es damals so schwer war, bei einer Frau ans Ziel zu kommen. Es gab noch keine Pille, und die Moral war anders. Es hat Monate gedauert, bis man mit einer ins Bett gehen konnte.
Das hat zu einem gewissen ›Konservendenken‹ geführt, einer Art Vorratshaltung von Liebe. Während ich mit einem Mädchen glückliche Stunden hatte, habe ich mir schon parallel dazu etwas anderes aufgebaut. Für jeden Zentimeter, den ich den Rock übers Knie schieben konnte, habe ich eine Woche gebraucht.
Aber es ging nicht immer um Geilheit und Schönheit. Einmal habe ich mich in eine Frau verliebt, die ich nie mehr vergessen werde: Es war in einer Stadt, mit einem Marktplatz vor der Kirche. Sie saß in einem kleinen Kiosk, Sommer und Winter. Eine Frau mit wulstigen Lippen und strohblondem Haar. Sie war vielleicht 25 oder auch 40 Jahre alt, man wußte es nicht. Für jeden hatte sie ein freundliches Wort. Sie saß hinter ihrem Pult. Ich habe sie nie hinein- oder hinausgehen gesehen. Sie war vor allen anderen da und blieb, bis es dunkel war.
Ich ging jeden Morgen hin und habe Zeitungen gekauft, die ich gar nicht alle lesen konnte. Wir haben immer ein paar Worte gewechselt, und ich mochte sie von Tag zu Tag mehr. Nach einem Jahr habe ich ihr gesagt, daß ich sie begehre.

Sie hat mir nicht geantwortet und das Gespräch auf etwas anderes gebracht.
Es war Winter. Sie saß mit ihrem kleinen Öfchen und einem dicken Mantel in ihrem Kiosk, und nach ein paar Tagen habe ich ihr wieder gesagt, daß ich mit ihr schlafen möchte.
Da öffnete sie die Türe zu ihrem kleinen Verschlag und sagte: ›Kommen Sie herein.‹
Sie saß da wie Toulouse-Lautrec. Mit kurzen, verkrüppelten Beinchen. Neben ihr lagen Krücken.
Ich war wie erschlagen. Ich war so überfreundlich plötzlich. Ich fing an, ganz schnell und pausenlos zu sprechen, und habe genau das getan, was man nie tun darf: Ich habe sie bemitleidet.
Das war das Ende unserer Beziehung, die sich ein Jahr lang aufgebaut hatte. Ich mochte sie, ich hätte gerne mit ihr geschlafen. Aber ich war zu jung, um das Richtige zu tun.
Heute würde mir das nicht mehr passieren. Heute würde ich mich hinunterbeugen, sie auf den Scheitel küssen und sagen: Ich bin so dankbar, daß du mich magst!
Aber heute könnte ich sie nicht mehr lieben. Ich bin zu oberflächlich geworden, ich bin ein zu großer Schauspieler . . .«

Fortsetzung Seite 149

»Sobald eine Frau für mich wichtig ist, stecke ich zurück.«

Lukas, 27 Jahre alt

Ich sehe sein schönes Gesicht noch immer vor mir. Schmal, mit großen braunen Augen und einem sinnlichen Mund. Und wenn der Krebsschmerz ihn für ein paar Minuten losließ, dann lachte er fröhlich, als wäre nichts geschehen.
Lukas ist tot. Er starb nur wenige Wochen nach unserem Gespräch. Als er mich fragte, ob ich glaube, daß er es schafft, gesund zu werden, antwortete ich ihm: »Du schaffst es, weil deine Seele entscheidet, was für dich richtig ist.« Ich habe meine Worte so gesagt, wie ich Leben und Sterben begreife. Lukas hat meine Worte so verstanden, wie er sie verstehen wollte.

Ich bin ein Typ, der sich selbst nicht wichtig nimmt. Ich unterdrücke meine Wünsche. Ich habe das Gefühl, ich muß stark sein, ich darf kein Schlappschwanz sein. Ich muß die Zähne zusammenbeißen.
Ich weiß nicht, woher das kommt. Ich war ein glückliches Kind. Niemand hat es mir eingetrichtert.
Vielleicht habe ich es unbewußt von der Mutter übernommen. Sie war stark und tapfer und hat selten Emotionen gezeigt. Sie ließ Schwächen gar nicht an sich herankommen.
Mein Vater war nie da. Am Tag hat er gearbeitet. Am Abend wollte er seine Ruhe haben. Meine Mutter war blind in ihn verliebt. Sie war untertänig und hat sich von ihm zerfressen und verarschen lassen. Er war zu Hause aggressiv und hat sie betrogen.
Ich habe schon als kleines Kind verstanden, daß es zwischen meinen Eltern keine Basis gibt. Mit sechs Jahren soll ich gesagt haben: »Gell, Mama, der Papa hat dich nicht lieb.«

Ich war acht, als er aus der Familie wegging. Er gab mir nie das Gefühl, daß ich für ihn wichtig bin, daß er mich liebt.
Es hat mir nichts ausgemacht, ohne Vater aufzuwachsen. Wenn ich in andere Familien kam, dachte ich mir: »Toll, daß du keinen Vater hast.« Es ist viel einfacher, sich gegen eine Person durchzusetzen als gegen zwei.
Meine Mutter war immer für mich da. Sie war sehr zärtlich. Ich durfte meinen Mittagsschlaf mit ihr in einem Bett halten. Das fand ich schön. Aber sie hatte wenig Freude am Leben. Sie war sehr mit sich und ihren Problemen beschäftigt.
In der Pubertät zog ich mit Jungs herum, die zwei Jahre älter waren als ich. Wenn die sagten: »Wir gehen jetzt dorthin«, dann gingen wir dorthin. Ich war der Kleinste und stand in ihrem Schatten. Sie kamen bei den Mädchen viel besser an. Ich dachte mir: »Das gibt's doch nicht, daß ich keine Freundin finde. Bin ich so langweilig und dumm?«
Meine erste Freundin war wunderschön, stockblöd und eine Nummer zu groß für mich. Sie war viel zu erfahren. Ich war 16 und hatte keine Ahnung. Ich habe sie ehrlich geliebt. Sie hat mich verlassen und tief enttäuscht. Solche herbe Erlebnisse gab es dann immer wieder.
Bis der Knochenkrebs kam.
Von da an war alles anders: Die Menschen haben sich mir hingegeben.
Nach meiner ersten Operation lernte ich eine Frau kennen. Sie unterstützte und begleitete mich in meinem Schmerz. Es entstand plötzlich Wärme und Nähe. Die Sexualität war kein Problem mehr. Diese Bestätigung, daß ich jemand bin, daß ich gut ankomme, war ein Energiestoß. Ich habe es sogar geschafft, im Krankenhaus eine Schwester zu erobern.
Ich sagte mir: »Du weißt nicht, wie das ausgeht. Du kannst morgen sterben. Genieße. Nimm alles mit, was kommt.«
Und ich habe es genossen. Ich ging von einer Beziehung in die andere. Habe immer wieder neue Frauen kennengelernt,

mich neu verliebt. Ich brauchte nur mit dem Finger zu schnipsen. Meine Beinprothese war kein Hindernis. Alle haben mich akzeptiert.
Es war nicht Mitleid. Ich habe mein Leben geliebt, und die Frauen haben mich geliebt. Wenn mir eine langweilig wurde und die nächste mir gefiel, habe ich Schluß gemacht. Mein Ehrgeiz war nur da, solange ich kämpfen mußte. Wenn ich hatte, was ich wollte, waren die Emotionen weg.
Das ging so lange, bis ich erkannte, daß ich mir gar keine Zeit nehme, mich mit einer Beziehung zu befassen. Daß ich von einer Kiste in die andere springe. Ich konnte nie Kraft tanken oder meine Einsamkeit genießen. Ich hatte Angst vor dem Alleinsein.
Ich beobachtete meinen Körper und sagte mir: »Hoffentlich bekomme ich keine Metastasen.«
Ich habe nur einmal über mein verlorenes Bein geweint. Das war anläßlich der Olympiade in Seoul. Ich sah im Fernsehen die Läufer und dachte mir: »Ich werde nie wieder laufen können«. Sicher – ich kann gehen, ich kann Rad fahren. Aber es ist ein Verlust, ein Einschnitt im Leben, den du immer vor Augen hast. Das tut weh.
Manchmal bin ich traurig und rede mir ein, daß alles anders wäre, wenn ich zwei gesunde Beine hätte. Daß ich dann viel aktiver leben würde. Aber ich weiß nicht, ob das nicht eine kleine Ausrede ist, ein unbewußtes Mitleidschinden. Ich habe auch, als ich gesund war, oft was Neues angefangen und dann rasch das Interesse daran verloren.
Der Krebs hat mir vieles gezeigt, was mir früher verschlossen war. Ich verstehe jetzt, wie kostbar das Leben ist. Was für Scheißgespräche die Menschen oft führen, wenn sie sich darüber unterhalten, wie viele Jahre ihnen für die Rente noch fehlen!
Sport und Frauen waren das Wichtigste für mich. Jetzt kann ich meine Freizeit, die ich früher oft mit Fußball totgeschla-

gen habe, viel besser genießen. Ich mag die Ruhe, die Beschäftigung mit dem Kopf. Ich nehme mir mehr Zeit für meine Gefühle. Aber ich möchte nicht zu oft in mich gehen. Da macht das Leben keinen Spaß. Ich bin ein fröhlicher Mensch.

Fünf Jahre nach der Operation fingen die Schmerzen wieder an. Ich habe lange nichts gesagt. Ich bin ein Einzelkämpfer. Ich will die anderen nicht belasten.

Manchmal denke ich mir: »Komm, das Einfachste wäre, du stirbst.« Aber sterben bedeutet, den Problemen aus dem Weg zu gehen. Es ist Flüchten, Flüchten, Flüchten. Also stelle ich mich und trete den Beweis an, daß ich leben will.

Einmal habe ich mir meine eigene Beerdigung vorgestellt. Ich sah von oben zu, wer kommt, wer an mich denkt. Aber dann hatte ich den Wunsch, wieder auf der Erde zu sein. Zu sagen: »Hallo, hier bin ich wieder, ihr müßt nicht traurig sein. Es war nur ein Alptraum.«

Ich habe jetzt eine Freundin, mit der ich mich gut verstehe. Sie ist ein toller Mensch. Ich genieße, wie sehr sie mich mag. Aber sie kostet mich auch Kraft. Sobald eine Frau für mich wichtig ist, stecke ich zurück.

Carola ist ein Mensch, der sich unheimlich wichtig nimmt. Sie braucht viel Liebe und Zärtlichkeit.

Wir waren gemeinsam im Urlaub, als die Schmerzen wieder anfingen. Ich biß die Zähne zusammen und wollte nicht nach Hause fahren. Aber natürlich war ich nicht immer gut drauf. Sie konnte nicht auf Zärtlichkeiten verzichten. Sie dachte immer noch, es muß alles mit dem Schwanz gehen. Ich hatte Schmerzen, es ging mir schlecht. Sie hätte nie daran gedacht, darauf Rücksicht zu nehmen. Sie wollte täglich mit mir schlafen und so viel Zärtlichkeit in sich hineinsaugen wie möglich. Irgendwann ließ sie ihr Tagebuch herumliegen. Ich konnte nicht anders, ich mußte darin lesen. Sie schrieb, daß sie unter meiner mangelnden sexuellen Bereitschaft leidet.

Ich glaube, sie wäre nicht dazu geschaffen, mich zu pflegen. Sie hätte nicht das menschliche Feingefühl. Ich erwarte es auch nicht von ihr. Ich würde es gar nicht wollen. Aber der Gedanke, daß sie charakterlich gar nicht in der Lage dazu wäre, ihre Bedürfnisse einzuschränken, daß sie nicht zurückstecken könnte, der stimmt mich traurig.

Nach meiner ersten Operation war ich topfit. Der Schmerz war auf den Fuß begrenzt, ich ging auf Krücken und habe Liegestützen gemacht. Jetzt ist der Schmerz überall, und ich muß mich meiner Schwäche hingeben. Ich fühle mich wie ein Schlappschwanz. Das ist furchtbar für mich. Ich bin meiner Krankheit und der Medizin ausgeliefert.

Ich bin froh, daß meine Mutter mich pflegt. Ich habe gar nicht die Kraft, stark zu sein. Ich liege meistens auf der Couch und lasse mich verwöhnen.

Sie gibt mir das Gefühl, daß ich sie schützen muß. Sie sagt nicht, wie nah ihr alles geht. Aber ich weiß, daß sie heimlich weint. Wenn sie verzweifelt, weil ich Schmerzen habe, weil nichts vorangeht, dann sage ich ihr, daß sie Geduld haben muß. Daß es mir schon bessergeht. Mein Mutter wartet so sehr darauf, daß ich gesund werde. Ich will sie nicht enttäuschen.

Wir sprechen auch über ihre Probleme. Meine Brüder werfen der Mutter eine falsche Erziehung, mit zu viel Liebe vor. Sie suchen einen Schuldigen, der für ihr Leben verantwortlich ist, das nicht so läuft, wie sie es sich wünschen. Ich versuche wieder aufzubauen, was sie kaputtmachen. Ich tröste meine Mutter, damit sie's nicht so schwer nimmt. Ich hänge sehr an ihr. Ich habe immer viel Zuwendung von ihr bekommen.

Seit ich wieder zu Hause wohne, kommt meine Freundin mich fast täglich besuchen. Sie ist sehr lieb zu mir. Sie küßt und streichelt mich.

Mir ist aber nicht nach Berührung zumute. Ich will nicht

kuscheln. Aber sie überfällt mich mit ihrer Zärtlichkeit. Sie kann sich nicht einfach auf einen Stuhl setzen und mich in Ruhe lassen. Ich kann es ihr nicht sagen. Ich habe keine Kraft dazu. Ich arrangiere mich zu oft, weil ich ihr nicht weh tun will.

Ich habe immer gerne mit meiner Freundin geschlafen. Es war keine Fremdheit zwischen uns. Es gibt auch jetzt Momente, wo ich sie brauche, wo sie mir guttut. Aber ich will nicht die ganze Zeit rumknutschen. Letzthin sagte sie: »Wir können uns diese Krankheitsphase doch glücklich gestalten.«

Ich will nichts gestalten. Ich will keine Kraft hergeben. Ich bin so damit beschäftigt, diese Krankheit zu überleben, daß ich keinen anderen Wunsch habe, als gesund zu werden.

Es ist das erste Mal in meinem Leben, daß ich mir sage: »Ich bin der Wichtigste.«

Joe, 60 Jahre alt

Fortsetzung von Seite 142

Der Satz »Heute bin ich ein zu großer Schauspieler« setzt sich in mir fest. Spielt er mir etwas vor? Trete ich in einem Stück auf, das ein einziger Schwindel ist?

»Ich habe Angst davor, mit dir wegzufahren«, sagt Joe in meine Gedanken hinein. »Ich sehne mich danach, aber gleichzeitig habe ich Angst, vor dir nicht zu bestehen. Mit meinem alten Körper, mit meiner Unzulänglichkeit.«

Ich habe auch Angst. Was wird danach? Was kann mit einem Traum geschehen, der in der Realität keinen Platz hat?

Aber noch ist es nicht soweit. Noch haben wir eine Frist, bis Joe seine Geschichte zu Ende erzählt hat.

»Das Alter hat eine gewisse Güte«, sagt er. »Ich bin geduldig geworden. Ich kann warten.«

Ich fühle mich als Ausbeuterin, weil ich weiterfrage. Weil die Frau und die Schriftstellerin sich vermischen. Unsere Gespräche werden immer schwieriger.

»Nach dem Krieg habe ich eine Zeitlang geboxt. Ich wollte meine Aggressionen abreagieren. Ich habe gut auf mich aufgepaßt, damit ich nicht durch eine Verletzung entstellt werde. Nach einiger Zeit habe ich gemerkt, daß ich es nicht verhindern kann. Daß ein Nasenbein schnell gebrochen ist, daß ich dann mein ganzes Leben damit herumlaufen muß. Da habe ich wieder aufgehört. Ich war immer noch ein Kämpfer, der auch töten konnte.

Es hat lange gedauert, bis ich mir die Verhaltensweisen, die ich im Kampf ums Überleben gelernt hatte, abgewöhnen konnte.

Ich habe immer zuerst zugeschlagen und dann gefragt. Ich mußte immer zeigen, daß ich schneller bin, daß ich alles besser kann. Ich konnte so schnell wie kein anderer jemandem die Hand auf den Rücken drehen. Ich mußte langsam erst lernen, daß man Frauen nicht einfach anstarren und ihnen sagen darf, daß man sie haben will.

Ich habe gelernt, mich zu benehmen, aber ich habe nie gelernt zu sagen, daß ich mich nach Zärtlichkeit sehne.

Auch meiner ersten Frau nicht. Sie war so jung. Sie wollte tanzen gehen und sich amüsieren, und ich wollte endlich ein Zuhause. Wir waren so verschieden. Ich kann es ihr nicht verübeln.

Dann kam das Kind. Ich verstand damals wenig von Kindern und habe mich kaum um meinen Sohn gekümmert.

Heute ist er nicht mehr mein Sohn. Seine Mutter wollte nach der Scheidung nicht mehr, daß ich ihn sehe. Sie hatte einen neuen Partner gefunden und wollte das Kind nicht verwirren. Als Christian erwachsen war, haben wir uns wieder angenähert. Aber dann geschah etwas, was mir für immer verwehren wird, mit ihm Kontakt zu halten:

Nach meiner Scheidung habe ich wie ein Verrückter gelebt, wie ein Wahnsinniger. Ich war nur noch Konsument.

Eine der vielen Frauen, die damals durch mein Bett gingen, hat meinen Sohn geheiratet. Sie war für mich nicht wichtig. Es war alles so ordinär und banal zwischen uns, daß ich keine Lust hatte, sie wiederzusehen. Und eines Tages kommt mein Kind mit dieser

Frau daher. Ich werde nie den Blick vergessen, mit dem sie mich angesehen hat.
In den ersten Jahren habe ich versucht, Kontakt zu halten, auch wegen der Enkelkinder. Aber es ging nicht. Sie haßt mich. Allein der Gedanke, daß mein Sohn herausfinden könnte, daß sie mit seinem Vater im Bett war, ist mir unerträglich. Er könnte sie verlassen, weil ich sie in den Armen gehalten habe. Ich, der dreißig Jahre ältere ...
Solche Frauen wie sie gibt es viele. Die ganze Stadt ist voll davon. Frauen, die spüren, daß man sich bei mir anlehnen kann. Schwache Frauen, die es beim letzten Mann genauso gemacht haben. Für die ich der große Joe bin, der Beschützer. Einmal habe ich mich mit so einer für längere Zeit eingelassen. Ich habe es mir ganz einfach vorgestellt. Du rufst an, sagst, du hast Zeit ... Aber es ging total schief. Sie hat sich in mich verliebt und kam andauernd in mein Stammlokal. Mit traurigem Blick. Und ich fühlte mich schuldig. Ich sah sie und wurde immer daran erinnert, daß ich mit ihr im Bett war, obwohl ich sie nie geliebt habe.
Das sind Aktionen, die setzt man, ohne zu merken, daß man sich selbst erniedrigt. Ich will solche Frauen nicht mehr. Ich kann sie nicht achten.«

Fortsetzung Seite 159

»Ich bin so selten zu Hause, daß eine Frau mit mir nicht streiten kann.«

Gerd, 41 Jahre alt

Ein kleines, fröhliches Grüppchen belebt die Party, die in den letzten Zügen liegt. Die Brötchen sind matschig, die Worthülsen verbraucht. Wer jetzt noch niemanden gefunden hat, dem er sich anschließt, bleibt übrig.
Gerd ist in seinem Element. Umringt von dankbarem Publikum, gibt er aus seiner Witzkiste zum besten, was Erfolg verspricht. Eine Hand lässig in der Hosentasche, die andere wie zufällig auf der Hüfte einer schönen Frau. »Die mangelnde Potenz ist ein physikalisches Problem«, lacht er vergnügt und beweist, daß bei Männern auch Fältchen um die Augen hinreißend sind. »Sie tritt vor allem dann auf, wenn die Anziehungskraft der Erde größer ist als die der Frau.«
Am nächsten Tag kommt er schuldbewußt – wie ein großer Junge, der weiß, daß ihm verziehen wird – zu spät zu unserem Gespräch und grinst entwaffnend: »Ich habe durch meinen stressigen Beruf ein Problem mit Frauen: Ich muß meistens schon gehn, bevor ich komm'.« Als ich ihn bitte, anstatt der Witze etwas von sich zu erzählen, antwortet er: »Das Leben ist wie ein Stegreiftheater. Wenn's langweilig ist, liegt es an der falschen Betonung. Man müßte das Leben ein Steh- und Greif-Theater nennen.«

Ich lebe sehr egozentrisch. Das fängt bei den Terminen an. Ich nehme mir das Recht heraus, zu spät zu kommen. Ich leiste ein so großes Arbeitspensum, daß ich der Meinung bin, die Menschen müssen sich nach mir richten. Auf mein Privatleben wirkt sich das furchtbar aus. Nach spätestens sieben Jahren geht jede Beziehung kaputt. Ich bin so selten zu Hause, daß eine Frau mit mir nicht streiten kann. Und wenn sie streiten will, dann geh' ich einfach weg.

Ich bin trotzdem ein ganz netter Mensch. Ich glaube, man kann es mit mir aushalten. Ich bin großzügig und mache durch meinen Charme vieles wieder wett. Die Frauen können mir nicht wirklich böse sein.
Ich habe schon als Kind gelernt, daß es besser ist, Produzent zu sein, als Konsument. Meine Eltern haben mich zur Sparsamkeit erzogen und mir klargemacht: Als Konsument hast du Geld, und jemand nimmt es dir weg, indem er dir vor die Nase hält, was du begehrst. Als Produzent bist du der, der etwas bewegt. Mein Vater war Unternehmer, aber heimatvertrieben und mittellos. Wir haben zu fünft in einem Zimmer gelebt, und ich wußte schon als kleiner Junge, nur der Stärkere setzt sich durch. Ich muß etwas leisten, um da herauszukommen.
Mit 20 habe ich verstanden: Das Leben ist in Phasen eingeteilt. Ich mußte mich entscheiden: entweder früh heiraten, Kinder kriegen und Karriere machen. Oder spät heiraten. Jugend genießen – ja oder nein. »Jugend genießen ist gut«, dachte ich mir. Aber ohne Geld? Also kam ich zum Schluß: Ich hau' gleich jetzt hinein, dann kann ich das abhaken.
Mit 22 Jahren habe ich Rita geheiratet. Wir lernten uns mit 14 kennen. Sie war meine große Jugendliebe und schien mir die Richtige zu sein.
Der Mißerfolg meiner Ehe war eine schwere Kränkung. Mein Stolz war verletzt. Ich dachte mir: »Wie kann sie mich verlassen, wo ich doch so gut bin!« Sie hat sich von mir getrennt, weil ich keine Zeit für sie hatte, weil ich sie betrogen habe. Am Tag der Scheidung waren wir beide traurig und haben geweint.
Unsere Kinder fanden das eher lustig. Sie waren bei der Trennung sechs und acht Jahre alt und haben – soweit ich das sehen kann – keinen seelischen Schaden davongetragen. Sie haben einmal bei der Mutter, dann wieder bei mir übernachtet. Später habe ich mich zu wenig um sie gekümmert.

Ich war froh, daß Rita mir die Last der Erziehung abgenommen hat.
Den Trennungsschmerz von meiner Frau habe ich sehr rasch mit einer anderen verdrängt. Eigentlich bin ich heute sehr zufrieden, daß ich mich meinen beruflichen Zielen frei widmen kann. Aber manchmal stelle ich mir die Frage, warum ich mich in meiner Firma so stark engagiere. Vielleicht ist es ein groß angelegtes Ablenkungsmanöver, weil ich privat nicht finde, wonach ich suche?
Ich habe in meinem Leben nie das Gefühl von Geborgenheit gehabt. Ich konnte Geborgenheit eher geben als nehmen. Jeder Mensch will beschützt werden. Aber es gibt starke und schwache. Die einen brauchen es mehr, die anderen weniger. Ich erlebe das Gefühl von Geborgenheit nur räumlich. Zum Beispiel in einer Mansardenwohnung. Es ist so eigenartig heimelig, wenn keiner von draußen hereinschauen kann.
Eine Frau hat mir nie Geborgenheit gegeben. Und wenn, dann habe ich es nicht bemerkt.
Jeder wünscht sich eine glückliche Zweierbeziehung. Aber Glück kann man erst wirklich empfinden, wenn man weiß, was Unglück ist. Um diesen Unterschied kennenzulernen, braucht man Hochs und Tiefs, himmelhoch jauchzend, zu Tode betrübt. Ich kenne das nicht. Ich lebe in einer konstanten, gleichförmigen Vorwärtsbewegung. Das hat den Nachteil, daß ich vielleicht weniger genießen kann als jemand, der Schmerz empfindet. Meine Tiefs mit Frauen waren meistens am selben Tag vorbei.
Die erste längere Beziehung nach meiner Ehe ging zu Ende, weil in der knappen Zeit, die mir zur Verfügung stand, unser Verhältnis zu wenig intensiv war. Die Frau war körperlich zwar anwesend, aber geistig nicht. Natalie hat mich um eine Spur zu spät verlassen. Ich war schon heimlich mit der nächsten und konnte den Verlassenschmerz nicht mehr genießen. Die nächste Hauptfrau ist mir weggelaufen, weil sie von

meiner Nebenfrau erfuhr. Und so hat jede Beziehung die andere schmerzlos abgelöst.
Ich habe einen unglaublichen Eigentumsdünkel. Wir leben in einer Welt, in der man sich nichts mitnehmen kann ins Grab. Die Zeiten, wo man sich die Frau mitnehmen konnte, sind auch vorbei. Aber solange ich lebe, betrachte ich die Freundin, mit der ich gerade bin, als meinen Besitz. Für mich gibt es kein schlimmeres Delikt als Diebstahl. Und wehe, wenn ein anderer mir wegnehmen will, was mir gehört. Dann bin ich wie ein Hund, der um seinen Knochen kämpft. Dann beiß' ich zu.
Wenn ich merke, daß eine Frau mich betrügt, dann werde ich zum Detektiv. Ich muß immer informiert sein. Ich will immer die Übersicht behalten. Ich bin kein Mann, der nach dem Motto lebt: Was ich nicht weiß, macht mich nicht heiß. Ich spüre mit meinem Instinkt, wenn etwas läuft. Dann überlege ich ganz cool: Das Auto ist weg. Wo fährt sie hin? Wahrscheinlich in die Innenstadt, wo viele Menschen sind, wo sie nicht auffällt. Dann fahre ich in die City und grase alle Parkgaragen ab, bis ich ihr Auto finde. Dann überlege ich weiter: Sie geht nicht gern zu Fuß. Also ist sie in einem Restaurant ganz in der Nähe. Und spätestens nach einer Stunde habe ich sie gefunden.
Ich stürze ins Lokal und spiele den Gefährlichen, obwohl ich mich total unter Kontrolle habe. Schockiere ihren Liebhaber und beiße sozusagen den Hund, der mir den Knochen weggenommen hat.
Als eine meiner Frauen mit ihrem Liebhaber in seine Wohnung ging, habe ich sie sogar dort aufgespürt. Ich bin durch seine geschlossene Glastüre marschiert, nicht ohne mir vorher zu überlegen, ob meine Versicherung bezahlt ist. Als ich – mit einem Riesenkrach und tausend Scherben – plötzlich mitten im Zimmer stand, sind die beiden ganz schön erschrocken. Ich habe nicht einmal geblutet.

Wenn meine Freundin fremdgeht, weil sie sich von mir vernachlässigt fühlt – und das war bisher bei allen so –, dann strenge ich mich wirklich für sie an, dann biete ich alle Kräfte auf. Solange es mit einer Partnerin keine Probleme gibt, versuche ich wenig, mich in sie hineinzudenken.

Die Frau, mit der ich jetzt zusammenlebe, ist hartnäckig. Sie hält es schon seit mehr als acht Jahren mit mir aus. Vielleicht, weil wir uns immer noch nicht gut kennen. Ich weiß, daß sie manchmal traurig ist, weil ich zu wenig Zeit mit ihr verbringe. Aber vielleicht hat auch das einen gewissen Reiz. Sie muß damit alleine fertig werden. Ich kann es sowieso nicht ändern.

Ich möchte meine innere Unruhe, die ich jetzt im Beruf befriedige, privat ausleben können. Ich möchte nicht arbeiten müssen, bis ich umfalle. Aber ich wage es nicht, mir meine Quelle abzudrehen. Ich leide immer noch an Existenzangst, obwohl es längst absurd ist.

Vielleicht habe ich auch einen krankhaften Geltungstrieb. Ich brauche meine Bühne, ich brauche Zuschauer. Ich habe den inneren Drang, Leistung zu erbringen, Geld zu verdienen.

Meine größte Angst ist es, mit dem Flugzeug abzustürzen und Honorare noch nicht kassiert zu haben, die dann meinen Erben verlorengehen. Ich möchte meinen Kindern das Vermögen hinterlassen, das ich als Kind nie hatte. Vielleicht will ich mir auch ein Denkmal setzen, um ihnen zu zeigen, wie gut ich war.

Ich werde nie mehr heiraten. Aus Angst vor einer Scheidung.

Die Liebe ist etwas sehr Persönliches, Inniges, das nur in der Geborgenheit eines Glassturzes überleben kann. Man braucht Hinwendung und Zeit dafür. Ich habe das nur einmal erlebt, mit Rita, meiner Frau, die mich verlassen hat.

Ich bin trotzdem glücklich und zufrieden. Ich bleibe lieber

an der Oberfläche und analysiere nicht. Vielleicht finde ich sonst eine Antwort, die mir nicht gefällt. Ich will nicht alles in Zweifel ziehen müssen. Vielleicht habe ich auch Angst, etwas zu finden, was mir dann doch wieder verlorengeht.

Joe, 60 Jahre alt

Fortsetzung von Seite 151

»Es gibt auch andere Frauen«, sagt Joe, und seine Stimme wird ganz weich. »Mit einer von denen habe ich zum ersten Mal in meinem Leben erfahren, daß man belohnt wird, wenn man Gutes tut:
Es gab eine Zeit, da ging ich einmal in der Woche mit meinen Freunden in eine wunderschöne Sauna, die früher einmal ein türkisches Bad war. Mit Pflanzen und kleinen, intimen Grotten. Man kam mit oder ohne Begleitung, wie es sich ergab. In der Saunakammer war es wieder einmal zu heiß. Es hatte mehr als 100 Grad. Ich weiß nicht, warum die Männer immer zeigen müssen, was sie alles aushalten. Jedenfalls saßen die, die im Leben am wenigsten zu sagen hatten, ganz oben, um wichtig zu erscheinen.
Dann war Aufguß, und es hieß, keiner verläßt den Raum.
Vor mir saß ein unwahrscheinliches Wesen. Ich sah nur ihre Schultern. Sie hatte eine wunderbar weiße Haut. Die war so ebenmäßig, daß man das Gefühl hatte, sie sei aus Wachs, ohne Poren. Es gab keine Unebenheit.
Und ich sehe, wie diese Frau vor mir leidet. Sie trug die Haare kinnlang, die Haarspitzen ruhten auf ihren Schultern und verursachten eine leichte Rötung auf ihrer wunderbaren weißen Haut.
Da habe ich ganz zart ihre Haare gehoben und ihr mein Handtuch um die Schultern gelegt. Sie hat sich umgedreht und mich angesehen. Mit einem Blick, da war so viel Dank drin...

Der Aufguß war zu Ende, die Türe geht auf, die Menschen gehen zu den Duschen, ins Tauchbecken, jeder seinen Neigungen entsprechend. Alle laufen an uns vorbei, dem kalten Wasser zu. Wir beide sehen uns an, bleiben stehen. Sie greift mit einer Bewegung nach oben, öffnet den Knoten an ihrem Badetuch und läßt es fallen. Ohne Worte.

Wir sind in eine abgeschiedene Grotte gegangen und haben uns geliebt. Ich hätte nie gewagt, sie danach zu fragen. Wir haben nichts geredet. Aber es geschah, und ich habe etwas gefühlt, für das ich am liebsten vergangen wäre. Ich weiß nicht, wie lange es gedauert hat. Minuten, Stunden. Es gab wenig Bewegungen während des Aktes. Wir haben uns einfach gehalten.

Ich werde diesen Moment nie vergessen.

Und dann habe ich einen Fehler gemacht. Ich habe ein Wochenende mit ihr verbracht. Das hätte ich nicht tun sollen. Es war so, wie ein durchschnittlich glücklicher Mensch das Glück erlebt. Und das war zuwenig. Nach diesem Augenblick. So was kann man nicht aufwärmen. Da fährst du mit ihr 200 Kilometer und weißt nicht, was du mit ihr reden sollst.«

Fortsetzung Seite 170

»Noch schlimmer als ein Treuebruch sind Lüge und Pharisäertum.«

Bruno, 49 Jahre alt

Ich presse meine Füße in viel zu schmale rot-weiß getupfte Schuhe. Sie erinnern mich an Italien, an Urlaub und Sonne. Draußen regnet es. Grausam beleuchtet das kalte Neonlicht Menschenströme, die gierig durch das Kaufhaus eilen, die Hände voll mit Beute aus dem Ausverkauf.
Ich will, daß meine Füße sich der ungewohnten Enge beugen, und stöckle auf und ab und hin und her. Ich finde einen Spiegel, und trete einen Schritt zurück, um mich zu bewundern.
Mein spitzer Absatz bohrt sich in etwas Weiches. Erschrocken drehe ich mich um und nehme meinen Fuß von einem großen, runden braunen Schuh. Entlang der Kordsamthose wandert mein Blick über die handgestrickte Weste in ein Gesicht – das mir aus meiner Kindheit vertraut ist.
Genauso habe ich mir Jesus vorgestellt: Das lange braune Haar fällt glatt auf seine Schultern, das Leid hat seine Stirne tief gefurcht. Verzeihend liebevoll blickt er mich an, und plötzlich erscheinen mir die getupften Schuhe lächerlich.
Es ist fast Winter, als ich Bruno an dem Platz besuche, der seine Zufluchtsstätte ist: »Kommen Sie auf die Insel, ich fahre immer im November hin, um mich zu finden.«
Mit großen Schritten trotzen wir dem Wind. Die Strandkörbe verkriechen sich in weißen Dünen.

Es gibt zwei Arten von Hölle. Ehe und Ehelosigkeit. Du kannst dich für das eine oder das andere entscheiden, aber du wirst da und dort leiden.
Ich bin zum zweiten Mal verheiratet. Nach meiner ersten Ehe schrieb ich in mein Tagebuch: »Zerbrecht eure Ringe, erschlagt eure Eltern, verstoßt eure Kinder, verbrennt eure

Häuser. Aus Asche und Glut malt eure Noten in den Wind...« Danach war ich zehn Jahre lang frei und habe erkannt, daß Freiheit und Einsamkeit zusammengehören.
Ich bin bewußt wieder eine neue Verbindung eingegangen. Mit allen Fragwürdigkeiten und Prüfungen. Ich weiß nicht, was es bringt. Aber ich will an das Leben zu zweit glauben.
Meine erste Frau habe ich in der Firma kennengelernt. Ich mochte sie und bewunderte ihr Aussehen. Sie war zart und knabenhaft. Erst als ich später ein Hochzeitsbild meiner Mutter fand, wurde mir klar, daß sie genauso aussah wie sie.
Marlene hat mich in die Sexualität eingeführt. Sie war viel erfahrener als ich. Ich war ein Typ, der leicht ein Mädchen kennenlernen konnte, aber dann passierte nicht viel. Meine Mutter war sehr katholisch und hat mich nie aufgeklärt. Als ich sie mit 12 Jahren nackt im Badezimmer sah, bin ich zurückgeschreckt. Ich wußte, daß Nacktsein etwas Verbotenes und daß Sex etwas Schmutziges ist. Ich habe mich nie getraut, mit meinem Glied zu spielen. Als mir einmal vor Erregung die Vorhaut zurückrutschte, dachte ich, ich sei krank.
Mit meiner ersten Freundin bin ich stundenlang auf kalten Novemberbänken gesessen. Wir haben uns aneinander gerieben und mit den Händen befriedigt. Als ich sie Jahre später wieder traf, gingen wir miteinander ins Bett. Das war so eine Art Wiedergutmachung. Es hatte etwas Nüchternes. So als wollten wir die Sache endlich in Ordnung bringen. Sie sagte: »Bruno, wenn du mich damals richtig hergenommen hättest... Ich wollte einen Mann!«
Ich war lieb und zärtlich, aber im männlichen Sinn nicht gut. Ich habe mich damit begnügt, sie stundenlang zu streicheln. Einmal ging ich mit einer anderen Frau ins Bett, aber kaum war ich in ihr drin, hab' ich mich schon ergossen.
In meiner ersten Ehe wurde das anders. Es gab fast nichts, was Marlene und ich nicht getan hätten. Aber es war immer träumerisch, über den Wolken – im Dunkeln. Ich sollte ihr

Göttergatte sein, der sie verwöhnt, mit dem sie im siebenten Himmel in einer romantischen Liebe schwebt. Nach dem Motto: »Jetzt vergessen wir alles, jetzt sind wir nicht mehr auf Erden. Jetzt sind wir im Märchen. Und weil wir im Märchen sind, ist alles erlaubt.«
Am Anfang störte mich das nicht. Ich war unerfahren und endlich sexuell ausgefüllt. Als es mich anfing zu stören, wollte ich immer öfter das Licht anmachen, wollte haben, daß Sex etwas Reales ist. Aber da stieß ich bei meiner Frau auf Widerstand.
Dann bekam ich eine Stelle als Vertreter im Buchhandel. Mein Leben wurde plötzlich neu. Ich hatte ein Auto, ich hatte Erfolg und eine Art von Freiheit, die ich bis dahin nicht kannte. Einer meiner neuen Kollegen sagte: »Junge, guck, was sie für einen Körper hat. Übers Gesicht kannst du ein Handtuch legen.« Ich sah ihm zu, wie Mädchen sich in ihn verliebten, wie er sie nahm und dann ins Leere laufen ließ. Ich war im Zwiespalt. Ich wollte nur mit einer Frau schlafen, die ich wirklich liebte. Aber ich war viel auf Reisen, und mit der Zeit fiel mir die Auseinandersetzung mit dem, was man Sünde nennt, leichter. Ich saß in Studentenkneipen rum und lernte Mädchen kennen, die sehr frei waren. Ich habe meinen Ehering nicht versteckt und meinen Arm um sie gelegt. Ich erzählte von Marlene und von den Kindern. Sie blieben trotzdem freundlich. Nach dem ersten Kuß hatte ich Lust auf mehr und dachte mir: »Jetzt bist du auch so ein Schwein, so ein Betrüger. Und morgen fährst du nach Hause und freust dich auf deine Familie.«
Ich hatte ein schlechtes Gewissen, aber ich baute mir eine Rechtfertigung zusammen, damit ich mein Leben vertreten konnte. Ich war kein mieser Bumser, der ins Puff geht, oder der Ehemann mit Freundin, der zu Hause Theater spielt. Meine sexuellen Kontakte waren sporadisch, und

eine Wiederholung gab es höchstens nach Wochen, wenn ich geschäftlich wieder an den Ort kam.
Ich wollte meiner Frau nichts wegnehmen, ich wollte nie meine Familie verlassen. Ich wollte nur mitnehmen, was mich bereichert.
Ich hätte es Marlene gerne erzählt, sie daran teilhaben lassen. Aber es ging nicht. Ich hatte Angst, sie bricht zusammen. Sie fragte mich immer wieder nach anderen Frauen und ob ich sie auf meinen Reisen betrüge.
Meine Erlebnisse häuften sich, ihre Eifersucht wurde immer quälender. Und irgendwann war ich so naiv zu glauben, daß es sie beruhigt, wenn wir endlich darüber sprechen. Ich sagte ihr: »Ich liebe dich, ich steh' zu dir, mir sind die Kinder wichtig. Und alles, wovor du dich fürchtest, ist längst geschehen. Ich schlafe mit anderen Frauen, aber es hat nichts mit dir zu tun. Wir werden uns weiter lieben, wir werden weiter zusammensein.«
Dann ging es los. Wie, wann, wo, wie oft... Ich habe Marlene mein Herz ausgeschüttet und ihr alles erzählt. Sie war vollkommen überfordert und fiel in eine tiefe Depression mit Arzt, mit Therapie und Eheberatung.
Ich mußte ihr ewige Treue versprechen und fühlte mich eingeschränkt. Treue spielt sich doch nicht im Penis ab. Ist es kein Betrug, wenn man keine Ejakulation hat? Das sind doch alles Lügen. Treue ist eine Sache, die viel umfassender ist. Ich hatte meine flüchtigen Begegnungen nie als Ehebruch verstanden.
Wir haben versucht, unsere Beziehung zu retten. Wir kauften ein altes Bauernhaus, um eine neue Aufgabe zu haben. Ich schuftete Tag und Nacht und schwitzte mir meine erotischen Wünsche heraus. Der Wille war da, es miteinander zu versuchen. Aber Marlene hatte eine Barriere. Sie konnte sexuell nicht mehr mit mir. Ich war der, »der eine andere Frau angefaßt hat«.

Wir mußten getrennt zur Eheberatung gehen, weil einer immer bei den Kindern blieb. Eines Tages lernte sie dort einen anderen Typen kennen und konnte plötzlich wieder lachen.
Ich spürte wenig Eifersucht. Ich liebte meine Frau als Freundin und Mutter meiner Kinder. Meine körperliche Liebe war damals wohl schon ziemlich vorbei. Und weil wir sowieso nicht mehr miteinander schliefen, zog Erich bei uns ein, und ich nahm mir das Zimmer unterm Dach. Damals war das eine Revolution, wie wir damit umgingen. Aber wir haben es geschafft.
Ich wollte meine Familie nicht aufgeben. Meine Kinder waren mir sehr wichtig. Erich hatte bei meinen Töchtern keine Chance. Sie kamen in der Früh zu mir zum Schmusen, weil der neue Mann mit ihrer Mami noch im Bett lag.
Für meine Kinder war der Streß weg. Endlich gab es keine streitenden Eltern mehr. Wir saßen am Abend alle zusammen. Marlene wurde immer mutiger und fing an, vor meinen Augen mit Erich Zärtlichkeiten auszutauschen.
Ich war fast erleichtert. Für mich war es ein Umbruch. Ich spürte, daß es noch viel mehr in mir gibt, daß ich es erst in Ansätzen erfahren habe. Ich fing an, über Psychologie zu lesen, besuchte Seminare und trat aus der katholischen Kirche aus.
Ich war verheiratet und liebte meine Kinder, aber ich hatte trotzdem meine eigene Welt. Ich traf Marie und fand bei ihr etwas, wonach ich immer gesucht hatte. Sie war erst 19, aber sie war sinnlich und zärtlich und ging in einer Freiheit mit mir um, daß ich aus allen Wolken fiel und mir sagte: »Hör endlich auf zu denken und freu dich, daß dich jemand liebt.« Es gab keine Tabus. Sie konnte mich anfassen, konnte aktiv sein und sich total hingeben.
Nach einer Weile hielt ich es zu Hause nicht mehr aus. Ich dachte mir: Das kann doch nicht alles gewesen sein. Ich wollte nach Australien, wollte ein neues Leben anfangen.

Meine Frau sagte: »Die Kinder bekommst du nie.« Das war bitter. Ich habe sehr darunter gelitten.
Ich habe ihr alles gelassen, auch das Haus.
Marie fuhr mit. Sie hatte Verwandte in Perth, bei denen wir wohnen konnten. Es war eine schöne Zeit. Wir lebten in einer offenen Beziehung und schrieben uns nichts vor. Es gab Eifersucht, aber wir haben sie anders bewältigt als in meiner Ehe. Ich habe gelitten, wenn sie erst nachts um vier nach Hause kam, weil sie in der Disco einen Typen getroffen hatte. Aber wir sahen den Tatsachen ehrlich ins Auge. Ich kam soweit, daß ich mir dachte: »Wenn ich diese Frau liebe, wenn sie zu mir gehört, dann muß ich mich freuen, wenn es ihr gutgeht, wenn sie tut, was sie will. Und mit meinem Leid kann ich umgehen.«
Marie verliebte sich in einen anderen Mann. Es war eine Liebe mit viel Besitzdenken. Er hat sie mit Schlägen unter Druck gesetzt. Heute ist das alles längst ausgestanden. Sie ist bürgerlich verheiratet und hat zwei Kinder. Wir sind immer noch gute Freunde.
Die Treue ist eine der zentralen Fragen in meinem Leben. In meinem religiösen Denken ist Treue klar gefordert, aber die Verantwortung, dieses Ideal lebbar zu machen, geht darüber hinaus. Es ist ja auch nicht erlaubt, sein Kind zu schlagen oder zu lügen. Aber es geschieht, und man hat sich daran gewöhnt. Wenn es um sexuelle Treue geht, werden die Menschen zur Perfektion aufgefordert. Da sagt die Gesellschaft: »Dieses Ideal mußt du immer leben, es genügt nicht, es nur anzustreben.« Ich will zur sexuellen Treue aus innerer Freiheit ja sagen. Das ist ein Teil meiner Lebensverantwortung, an der ich arbeite. Die mich durch Höhen und Tiefen führt, die ich nie als »fertig« abhake.
In meine zweite Frau war ich von dem Moment an, in dem ich sie sah, verliebt. In ihre Schönheit, in ihre Anmut, in die Reinheit ihres Herzens, in ihre Ausstrahlung. Noemi ist eine

Schwarze. Ich wußte, daß sie die Richtige ist, daß meine Seele sie gewählt hat.
Ich sagte mir: »Wenn diese Frau ja sagt, dann ist es Gottes Wille. Dann heiratest du sie sofort.«
Sie sagte ja. Aber aus einer Illusion heraus, die ich damals nicht verstand. Sie wußte nicht, was es bedeutet, in einem fremden Land zu leben. Sie hatte ihre Vorstellung von der westlichen Welt aus Illustrierten, aus dem Fernsehen. In ihrer Kultur werden Frauen nicht zu selbständigem Denken erzogen. Ihr Vater hatte den Wunsch, alle seine Töchter in den Westen zu bringen. Noemi hat sich seinem Wunsch gefügt. Ich war weiß, ich war respektabel – es war ein gute Karriere für sie.
Meine Frau hat heute Schuldgefühle, daß sie mich benützt hat, um nach Deutschland zu kommen. Aber sie kann nichts dafür, ihre Eltern haben das Dilemma verursacht.
Noemi ist nicht glücklich mit mir. Sie ist ein besonderer Mensch, eine starke Persönlichkeit. Aber nach einem Jahr ist sie vor Heimweh zusammengebrochen. Sie sieht die Ehe nur als Anstrengung, als Prüfung. Den Haushalt, die Sexualität, das Kinderkriegen... Sie weiß bis heute noch nicht, was Liebe ist. Sie kennt sie nur aus amerikanischen Filmen und denkt an romantische Szenen, die nicht geschehen, in dieser Kleinstadt, in der sie mit mir lebt.
Daß meine Frau und ich so selten miteinander schlafen, hängt nicht nur damit zusammen, daß sie mich nicht aus Liebe geheiratet hat. Wir haben ein Problem, das sehr schwierig ist: Meine Frau hat eine beschnittene Klitoris. Ich wußte es vorher nicht. In manchen afrikanischen Kulturen ist das immer noch üblich. Frauen, die nicht beschnitten sind, werden verachtet, gelten als geil. Weibliche Sexualität ist etwas Schmutziges.
Noemi hat mit dem Kopf begriffen, daß das nicht stimmt. Sie sagt nie nein und hat auch keine trockene Vagina, wenn wir uns lieben. Aber ihre Bedürfnisse sind gebremst. Eine

Klitorisbeschneidung ist eine Verstümmelung des Körpers und der Gefühle. Wie soll so eine Frau nachempfinden, was es heißt, Lust zu spüren?

Nach drei Jahren sagte sie: »Bruno, ich kann so nicht weitermachen, ich will mich von dir trennen.« Sie war mit unserem zweiten Kind schwanger. Für mich brach eine Welt zusammen.

In ihrem Glauben ist eine Scheidung erst dann möglich, wenn man ein »Jahr der Trennung« einhält. In diesem Jahr soll man sich prüfen, ob man den anderen noch liebt. Und ohne Haß auseinandergehen, wenn die Gefühle tot sind.

Ich fuhr auf meine Insel und mietete ein Zimmer bei einer alten Frau. Ich war allein und sehnte mich nach meinen Kindern, nach meiner Familie.

Ich kehrte immer wieder zu Noemi zurück und versuchte, mit ihr zu reden. Aber sie sagte: »Bruno, das Jahr ist noch nicht vorbei. Du mußt mir Zeit lassen.«

Mein zweites Kind wurde während unserer Trennung geboren. Das war furchtbar für mich.

Ich war einsam und verbittert. In dieser Situation lernte ich eine geschiedene Frau kennen, die ich sehr anziehend fand. Ich wollte treu sein. Aber ich habe Noemi tausendmal in meinen Träumen, in meinen Wünschen und Sehnsüchten betrogen. Nach einiger Zeit fing ich mit Susanna eine intensive sexuelle Beziehung an. Ich sagte mir: Vertreten kannst du das vor deinem Glauben nicht. Aber du kannst es verantworten. Denn noch schlimmer als ein Treuebruch sind Lüge und Pharisäertum.

Ich ließ mich in diese Beziehung hineinfallen. Ich wußte ja nicht, ob meine Frau zu mir zurückkommt oder ob meine Ehe zu Ende ist. Wir verbrachten ein paar intensive Wochen. Wir waren reife Liebende und haben uns vereinigt im Wissen, was der andere sich wünscht und fühlt. Wir haben uns gegenseitig verrückt gemacht.

Susanna hat alle meine erotischen Sehnsüchte gestillt. Sie gab mir das Gefühl, wieder lebensfähig zu sein. Als unsere Beziehung enger wurde, begannen die Konflikte. Ich wachte auf und spürte meine Sehnsucht nach den Kindern, meinen Wunsch, wieder mit Noemi zu sein.

Für Susanna war das bitter. Sie hatte sich mir hingegeben, sie hatte Gefühle investiert... Ich wollte sie nicht verletzen, aber ich mußte ehrlich sein.

Nach zehn Monaten ging ich zu Noemi zurück. Sie nahm mich wieder auf, und es war vieles gut geworden. Wir haben wieder ja zueinander gesagt. Sie hat verstanden, daß ich auch für die Kinder wichtig bin.

Ich liebe meine Frau noch immer. Ich liebe ihr Wesen, ich glaube an ihr Talent, Menschen glücklich zu machen. Die Tochter und der Sohn, den sie mir geschenkt hat, sind ein Reichtum, für den ich Opfer bringen will.

Ich möchte behutsam neue Wege finden – vielleicht mit einer Therapie, damit die Sexualität für meine Frau einen neuen Sinn bekommt. Auch wenn die Chancen vielleicht gering sind, auch wenn ich keine sexuelle Erfüllung finde. Ich bin vom Sinn meiner Ehe innerlich überzeugt. Ich sage ja zu dieser Aufgabe. Ich weiß, daß der Glaube eine positive Kraft ist. Wir haben eine geistige Verbindung miteinander, wir können zusammen beten. Auf der körperlichen Ebene kommen wir aus verschiedenen Kulturen, aber wir haben die Chance, uns durch eine gemeinsame Religiosität zu treffen, das auszugleichen.

Das Leben mit Noemi ist meine Prüfung. Heute weiß ich, daß eine Weiterentwicklung ohne Leid nicht möglich ist. Es geht darum, anzunehmen, daß ich ein Sandkorn in der Schöpfung bin. In meinem Zimmer hängt ein Spruch:

»Ich schlief und träumte, das Leben wäre Freude. Ich erwachte und sah, das Leben war Pflicht. Ich handelte und siehe, die Pflicht war Freude.«

Joe, 60 Jahre alt

Fortsetzung von Seite 160

Joe fällt es schwer, mir von anderen Frauen zu erzählen. Aber ich muß es wissen, wenn meine Arbeit einen Sinn haben soll.

»Ich bin den Frauen, die ich geliebt habe, immer nach einiger Zeit weggelaufen«, sagt er und lächelt entschuldigend.

»Auch Miriam. Sie war meine große Leidenschaft. Eine starke, wunderschöne Frau. Aber vielleicht kann ich auf die Dauer zuviel Nähe nicht ertragen. Unsere Beziehung ging über Jahre. Wir haben uns mitten am Tag angerufen und gesagt: ›Kannst du schnell weg?‹ Dann haben wir uns in ihrer oder meiner Wohnung getroffen und miteinander geschlafen. Sexuell war es ein Traum. Ich mußte schenkelweite Hosen tragen, weil ich andauernd erregt war. Es gab keine Tabus zwischen uns. Ich konnte an ihren Augen sehen, wie es sich in ihr vorbereitete. Dann habe ich sie gehalten, und sie hat sich geschüttelt vor Lust.

Wir waren glücklich miteinander. Ich bin trotzdem nicht bei ihr geblieben. Ich konnte den Alltag, der sich mit der Zeit eingeschlichen hat, nicht ertragen. Ich wollte die Illusion nicht zerstören.

Sie hatte geschäftlich kometenhaften Erfolg. Und plötzlich haben wir im Bett über die Arbeit geredet. Das war das Ende.

Ich bin ein Davonlaufer. Ich habe einer Frau nie gesagt, was mir nicht gefällt. Ich will keinen Streit, das bringt so viel Haß. Ich habe immer den einfachen Weg gewählt: Ich bin abgehauen.

Sehr oft.
Aber es war immer schön. Es gibt Menschen, die kommen auf die Welt, erreichen alles und haben doch nichts erlebt. Sie haben ein Haus, eine Frau, die gesund ist, und drei oder vier Kinder. Aber dieses Gefühl, das nur einen Bruchteil einer Sekunde dauert, wenn du jemanden ansiehst und merkst, wie dir das Blut aus dem Kopf schwindet, das kennen sie nicht.«
Joe packt mich an der Hand.
»Und mit dir, nach einer langen, langen Zeit, erlebe ich dieses Gefühl wieder. Es war da, von der ersten Sekunde an. Als ich dich in dieser Bar sah . . .«
»Bitte, Joe, erzähle mir von deiner Frau«, sage ich und ziehe meine Hand zurück.

Fortsetzung Seite 183

»Onanie ist etwas Königliches.«

Justus, 70 Jahre alt

Ich erkenne seine tiefe, spröde Stimme am Telefon sofort: »Ich bin der Mann vom Strand. Ich habe mich in einem ihrer Texte wiedererkannt.«
Die Bilder von damals kommen zurück: Griechische Insel, Urlaub. Fragen nach meiner Identität als Frau. Wer bin ich, was wird später sein, wie geht es älteren Frauen? Warum nehmen sie sich nicht die Freiheiten der Männer? Was unterscheidet uns?
Und mitten in diese Krise hinein kommt Justus und tut etwas, was eine ältere Frau nie wagen könnte:
»Er aß eine Feige und beobachtete mich. Ich wußte, ich bin die Feige, und plötzlich war ich mir meiner Nacktheit bewußt. Ich wagte nicht, mich einzucremen. Die Berührung meiner Haut, das Öl, das meine Hüftknochen und meine langen Beine zum Glänzen bringen würde, erschien mir fast als Aufforderung, als obszöner Akt.
Er zeichnete mit einem Stöckchen Figuren in den Sand. Sanft, zärtlich, erotisch. Alles, was er tat, war für mich bestimmt...
Er war ein schöner Mann, vielleicht zwischen 65 und 70, schlohweißes Haar, sehniger Körper unter gebräunter Pergamenthaut. Und als er lässig angeschlendert kam, war das Lächeln des Siegers auf seinen Lippen.«
(Aus »Verschwiegene Lust«, Frauen über 60 erzählen von Liebe und Sexualität)

Ich bin kein Ferienvögler. Ich fahre an Orte, an denen ich völlig in der Liebe zur Natur aufgehe. Ob es das Meer ist, in das ich mich stürze, ob ich Berge besteige... An der Erotik der Natur kann ich mich aufgeilen. Ich muß dann nicht noch am Abend als Steigerung ein Abenteuer suchen. Das brauch' ich nicht.

Früher habe ich Abenteuer in Hotelzimmern geliebt. Es gibt nichts Intimeres, als mit einer Frau ein Zimmer zu betreten und eine Bettdecke zurückzuschlagen, die noch unberührt ist. Man schmeißt seine Kleider in eine Ecke und weiß, wenn man zur Rezeption hinuntergeht und den Schlüssel zurückgibt, ist man das Abenteuer los.
Wenn du die Wohnung einer Frau zum ersten Mal betrittst, ist das was ganz anderes. Da repetierst du das gesamte Liebesleben, das in diesem Bett stattgefunden hat, du siehst ihren Geschmack... Es kann natürlich auch der Geschmack ihres Mannes oder ihres letzten Freundes sein. Du weißt es nicht, aber es schränkt dich ein. Ein fremdes Badezimmer ist überhaupt ein Horror. Du nimmst intime Verrichtungen vor, vielleicht ist das Waschbecken unsauber, vielleicht liegen auf der Heizung Strümpfe und Höschen. Und wenn dann noch am Haken ein schmutziger Bademantel hängt... Das nimmt dir jeden Reiz, jede Illusion.
Im Hotel passiert dir das nicht. Da hängt kein schmutziger Bademantel und kein häßliches Nachthemd. Da ist alles clean und neutral. Und wenn die Einrichtung beschissen ist, lastet du sie nicht der Frau an.
Selbst die kleinen, billigen Hotels, die man in Paris oft findet, haben einen ungeheuren Charme. Da spürt man, daß da schon tausendmal gevögelt wurde, daß überall Sperma klebt. Man sieht sofort die ausgezogenen Frauen und die verrückten Männer, die es hier getrieben haben.
Aber es betrifft nicht die Frau, mit der du dort bist, und es betrifft nicht dich.
Ich war in meiner ersten Ehe ein sehr untreuer Ehemann. Gleichzeitig war ich wohl auch kein guter Liebhaber. Diese Promiskuität, wo du im negativsten Fall nach dem ersten Koitus schon an die nächste Frau denkst, bedingt eine Flüchtigkeit, die verhindert, daß du dich wirklich hingibst.
Was ist ein guter Liebhaber? Das ist nicht einer, der sechs

Nummern hintereinander dreht, sondern einer, der sich auf die Frau einstellt. Der zärtlich ist und versucht, mehr als seinen Samen zu geben. Die Gefahr bei kleinen Abenteuern ist, daß du dazu gar nicht mehr in der Lage bist. Diese körperliche Müdigkeit, die sich schon nach dem ersten Samenerguß einstellt ... Wenn dann nicht die Liebe zu erblühen beginnt, wenn du dir dann nicht einbildest: »Das ist die Frau, die du für die nächsten Monate besitzen mußt« – dann ist das zweite Mal schon fast eine Pflichtübung.

Der Grund für meine häufig wechselnden Beziehungen liegt wohl in meiner Jugend.

Ich war neun Jahre alt, da sprach mich ein junger Mann auf der Straße an, der mich schon seit Tagen umkreiste. Er fragte mich, ob ich Lust hätte, in einer Jugendgruppe mitzuarbeiten. Damals war die Jugendbewegung in Berlin etwas ganz Elitäres. Man konnte sich nicht bewerben, man mußte auserwählt werden. Daß man einen Jungen auf der Straße anguckt und sagt: »Der gefällt mir, der paßt zu uns.« Das hatte etwas sehr Homoerotisches an sich. Ich war ein großes, blondes, blauäugiges Kind, die Auswahl war schon damals vom Germanenidol der späteren SS bestimmt.

Der junge Mann, der mich gekeilt hatte, wurde mein Jugendführer. Er hat mich nie angefaßt. Aber ich habe seine Blicke im Nacken gespürt, und er hat mir Gedichte gewidmet: »Kleiner Kamerad am Lagerfeuer, ich habe dich beobachtet, ich habe dich zu uns gebracht ...« Diese Gedichte schrieb er auf Fotos, die er von mir gemacht hatte, und schenkte sie mir.

Ich hatte zum ersten Mal in meinem Leben das Gefühl – ich bin für jemanden wichtig. Er war mein erster Flirt und bestimmend für mein ganzes Leben. Von da ab habe ich mich immer dafür interessiert, wie andere Männer sind.

Meine Mutter hatte eine Freundin, deren Sohn nach mir gelangt hat, wenn wir dort übernachtet haben. Es war eine

Kinderwichserei. Er hat mich nicht wirklich interessiert, und ich habe mich ein bißchen geekelt. Wenn er hübscher gewesen wäre, hätte er mich körperlich gereizt. Dann wäre vielleicht etwas daraus entstanden.

Ich habe sehr früh angefangen zu onanieren, aber dabei nie an Männer, sondern immer an Mädchen gedacht.

Mit 13 zog ich wie ein läufiger Hund meinen Schlitten durch ganz Berlin, weil ich beim Rodeln ein Mädchen gesehen hatte, das mir gefiel. Ich war zu schüchtern, sie anzusprechen, und bin ihr hinterher, um festzustellen, wo sie wohnt. Tagelang bin ich vor ihrem Fenster auf und ab gegangen und habe beobachtet, wie das Licht in ihrer Wohnung an und aus ging. Sie war meine erste Liebe. Wir haben uns nie kennengelernt.

Ich ging in der Nähe des Kurfürstendammes zur Schule. Die Mutter meines Freundes war die Besitzerin einer berühmten Nuttenkneipe. Wir machten im Lokal unsere Schularbeiten, und am Nachmittag haben sich dort die Huren aufgewärmt.

Dann kam die Zeit, in der sich Männer für mich interessierten. In diesem Milieu gab es natürlich auch genug reiche Schwule. Sie führten mich aus wie eine Diva, und mit 15 oder 16 verkehrte ich in Nachtclubs, von denen die anderen nur träumen konnten. Ich dachte mir: »Jetzt lernst du das tolle Leben kennen.«

Einer meiner Freunde, ein berühmter Modeschöpfer, nahm immer seine Mannequins mit. Richtig scharfe Berlinerinnen. Es wurde stundenlang gepokert, dann haben sich die flotten Weiber plötzlich ausgezogen... Das haben diese Männer alle sehr geschickt gemacht: Mädchen mitgenommen, gesagt, jetzt vergnüge dich mit denen erst mal, und hinterher mach' ich mich ran. Ich konnte oft kaum unterscheiden, ob wir zu dritt oder zu viert im Bett waren. Und ob da noch ein anderer Mann dabei war, war scheißegal.

Komischerweise habe ich mich nie ausgehalten gefühlt, ob-

wohl da schon etwas Käufliches dabei war. Während die anderen für Hitler marschierten, aßen wir in feinen Restaurants und tanzten nach verbotener Musik. Wir lebten, wie ich es aus amerikanischen Filmen kannte.
Ich habe es nur mit zwei Männern gemacht. Den einen habe ich wahnsinnig bewundert, weil er so einen guten Geschmack hatte, der andere war unendlich reich. Er war ein russischer Prinz und besaß eine pornographische Bibliothek, wie ich sie vorher und nachher nie mehr gesehen habe.
Gottseidank waren meine homosexuellen Neigungen nicht stark genug. Ich habe nie die Schwelle überschritten, daß es mich erregt hätte. Ich habe es in Kauf genommen und mir gesagt: »Da gehörst du nicht hin.«
Als heller Berliner Straßenjunge hatte ich begriffen, daß in der Homosexualität eine gewisse Tragik liegt – daß sie gesellschaftlich nicht anerkannt wird.
Ich muß zugeben, daß mich auch heute noch ganz junge Mädchen reizen. Und hier schließt sich der Kreis zu meiner latenten Homosexualität: Junge Mädchen haben etwas herrlich Knabenhaftes, mit ihren kleinen Brüsten und schmalen Hüften.
Mein bisexuelles Leben hatte viel mit der damaligen Zeit zu tun. Ich habe gewußt: »Jetzt muß ich mich ausleben. Morgen bin ich Soldat, dann werde ich vielleicht totgeschossen. Und die Nazis wollen, daß ich ein braver Ehemann werde und blonde Kinder für den Führer zeuge.« Diese ganze Verdorbenheit entstand auch aus der Verzweiflung und aus dem Protest gegen das Regime. Ich habe die Nazis gehaßt, aber ich wurde nie ein aktiver Widerstandskämpfer. Dazu war ich vom Luxus zu sehr verwöhnt. Ich wollte keine Härten auf mich nehmen.
Ich war 20, als ich nach Rußland kam. Durch einen Trick habe ich es geschafft, erst spät einzurücken. Meine einzige Moral als Soldat war: »Du mußt nicht kühn sein. Du mußt

dich drücken, wo du kannst. Nur Drückeberger bleiben am Leben.« Ich war fast zwei Jahre an der vordersten Front und wurde nicht einmal verwundet.

Meine Haltung, jede Gelegenheit auszunützen, um mich zu amüsieren, mich zu drücken, hat natürlich zu ernsten Problemen geführt, als ich versucht habe, nach dem Krieg mein Leben in seriöse Bahnen zu lenken.

Meine erste Frau war bildschön, aber von einer gewissen Kühle. Mein Ideal sind kühle Frauen, die nicht leicht zu haben sind, schlafen tue ich lieber mit den anderen.

Ich gehöre zu den Männern, die einen großen Unterschied machen zwischen einer freundschaftlichen und einer sexuellen Beziehung. Ich möchte diese oberflächliche, diese unappetitliche Rumfickerei, die mir gestern mit der kleinen Friseuse Spaß gemacht hat... Ich möchte mit einer Frau, die ich verehre, nicht dasselbe tun. Das ist mir zu billig. Freundschaft ist mehr als das.

Damit habe ich einigen kultivierten Frauen sehr weh getan. Ich war nicht scharf genug auf sie. Ich habe mir gesagt: »Es muß nicht sein. Es ist viel wichtiger, daß man miteinander reden kann, daß man den gleichen Geschmack hat, daß ich die Schuhe mag, die sie trägt...« Ich bin wahnsinnig empfindlich. Wenn eine Frau die falschen Schuhe anhat, dann geht's schon nicht mehr.

Meine Frau war dauernd geschäftlich auf Reisen, und ich war auch viel unterwegs. Wir trafen uns oft nur am Flugplatz. Das war natürlich keine richtige Ehe. Ich habe zwei Leben nebeneinander geführt und nichts ausgelassen. Das konnte nicht gutgehen. Sie hat irgendeinen reichen Kerl gefunden, der sie wohl auch entsprechend befriedigt hat, und ist mir weggelaufen.

Ich habe sehr unter dieser Trennung gelitten. Damals habe ich noch nicht begriffen, daß ich versagt habe, daß ich ein schlechter Ehemann war.

Wenn ich einen Sohn hätte, würde ich ihm heute sagen: »Hüte dich vor so einem Leben. Du machst beide Frauen unglücklich. Deine eigene und die Friseuse.«
Ich war 40 bei meiner Scheidung und hatte dann eine 16jährige Freundin. Aber auch diese Beziehung erlahmte bald, und ich fing an, sie zu betrügen. Sie war nicht erfahren genug, um mich auf Dauer zu fesseln.
Dieses Kleinbürgerritual, dieser Ritterkult ist ja so mühsam! Du mußt dich zuerst mit ihnen zeigen, sie in teure Restaurants führen, bevor du mit ihnen schlafen darfst.
Genauso ist es mit dem Nachhausebringen. Die reizvollen Mädchen sind ja meistens behütet aufgewachsen. Nach einem wohligen Liebesakt muß man sich aufraffen, sich anziehen, ins Auto steigen, muß betrunken durch die Stadt fahren, sich in Gefahr begeben, einer Polizeistreife in die Hände zu fallen. Nur weil ihr Vater wartet und auf die Uhr guckt.
Das gebietet die Ehre: »Du hast mich benützt, jetzt kannst du mich nicht einfach in ein Taxi setzen.«
Da geht so viel kaputt auf der Heimfahrt. Da kann man nicht mehr charmant sein.
Ich war 50, als ich meine zweite Frau kennenlernte. Wir hätten eigentlich gar nicht heiraten dürfen. Wir lebten schon seit 10 Jahren zusammen. Das kann einen so stark binden, daß man die Zähne zusammenbeißt und sich sagt: »Es geht auch ohne Sex. Vielleicht kommt die Lust auch wieder.« Eine gewisse Hoffnung hat man ja immer.
Wir mögen uns auf so vielen Ebenen, daß wir zusammenbleiben. Ich liebe meine Frau. Ich habe Entzugserscheinungen, wenn ich sie 48 Stunden nicht sehe. Aber die monogame Ehe gibt es nicht, die hat das Christentum erfunden.
Wir Männer werden ja von der Werbung ununterbrochen stimuliert und zur Promiskuität geradezu gejagt. Auf jedem Plakat, in jedem Film, überall findest du heiße, geile Frauen.

Sogar auf jeder Streichholzschachtel sitzt eine halbnackte Biene drauf und suggeriert dir: »Alle anderen sind besser als deine eigene.«

Wir schlafen schon lange nicht mehr miteinander. Ich finde, gescheite Leute müssen das auch nicht. Wenn du keine Ersatzbefriedigung für Sex hast, wenn du in einer dumpfen, langweiligen Atmosphäre lebst, dann ist die Bestätigung sicher wichtig. Aber wenn du andere Qualitäten hast... Ich möchte gerne wissen, ob Intellektuelle im Alter ein geringeres Bedürfnis nach Sex haben als Arbeiter? Jemand, der täglich in die Grube fährt und plötzlich pensioniert wird, für den ist das Aufsteigen auf seine Alte sicher wichtiger als für den Feuilleton-Journalisten, der aus der Redaktion kommt und seine Gedanken weiterspinnt.

Wenn du Kultur hast, gut ißt, gut lebst und deine Ferienorte mit Bedacht wählst, dann ist das besser als ein gequältes Liebesleben.

Meine Frau ist 20 Jahre jünger als ich und leidet unter diesem Nichtvollzug. Ich weiß, daß ich ihr damit weh tue. Es ist kein Trost, verehrt zu werden, wenn man mit jemandem schlafen will. Unsere Ehe hat sich nicht so entwikkelt, wie sie es sich gewünscht hat. Es ist vieles schiefgelaufen.

Wenn sie gesund wäre, würde sie mich vielleicht verlassen. Sie bleibt und hat sich dafür in die Krankheit geflüchtet. Ich habe natürlich Schuldgefühle, aber das hilft uns auch nicht bei einem Neubeginn.

Wir sind beide Menschen, die sich in gewissen Situationen schämen. Diese Unvollkommenheit, wenn Sex nicht im großen Rausch geschieht, wenn es eine Fummelei wird – so nach dem Motto: »Mutter muß noch ein bißchen vorarbeiten, und Vater quält sich eine Nummer ab...« Wenn das die Leute schön finden, dann sollen sie es machen. Für mich ist das ein Horror. Es gibt einen Punkt, an dem man nicht mehr zurückkann, ohne sich total lächerlich zu machen. Nicht einmal aus gutem Willen oder aus Wohltätigkeit.

Vor 10 Jahren hatte ich eine schwere Krankheit und mußte Medikamente einnehmen, die meine Potenz unterdrückt haben. Seither hat auch mein Trieb nachgelassen.

Aber ich habe so viele Frauen in meinem Leben gehabt, daß es nur gerecht ist, wenn das heute nicht mehr ganz so toll funktioniert.

Es ist trotzdem bitter. Die Angst zu versagen ist eine Quälerei, die dem Sex seinen Charme nimmt. Du kannst eine Frau nicht heiß machen, und dann funktioniert es nicht! Das ist unfair. Und wenn es eine neue Geschichte ist, dann ist es um so peinlicher.

Ich habe nicht diesen Johannistrieb: »Heute ist Dienstag, ich habe eine Woche nicht gevögelt, ich muß meinen Samen loswerden.« Und selbst wenn – Onanie ist etwas Königliches. Da kannst du dir mit etwas Phantasie die wunderbarste Frau vorstellen, anstatt es mit irgendeinem schlechtgelaunten, schlechtgewaschenen Wesen treiben zu müssen.

Ich habe viel Bewunderung geerntet, ich hatte jeden Typ von Frau, den ich mir nur wünschen konnte. Das reine, wilde Erleben habe ich tausendmal gehabt. Ich möchte keine halbe Arbeit machen, ich möchte nicht stümpern. Ich nähre mich aus der Erinnerung.

Ich bin nicht aus Verzweiflung alt geworden, und ich bereue nichts. Auch nicht meine homosexuellen Erfahrungen. Aber man muß doch nicht alles fortführen bis zum Sarg? Für mich ist es ein Geschenk, daß ich noch lebe und daß ich manchmal noch frivole Gedanken habe. Ich möchte die nächsten Jahre noch friedlich in Gesellschaft meiner Frau verbringen können.

Wenn man nicht voller Saft und Kraft ist, dann hat der Liebesakt etwas Unappetitliches, Schleimiges an sich.

Ein Schriftsteller, der einen tollen Wurf landet und dann immer weiter Bücher schreibt, eines schlechter als das andere, macht sich lächerlich. Genauso ist es mit der Sexualität. Ich lebe lieber von den Tantiemen, die ich in früheren Jahren eingenommen habe. Einen Bestseller werde ich nicht mehr schreiben.
Meine Begierde hat nachgelassen. Aber wenn ich noch so stark wie damals wäre, dann könnte ich zwei Leben nebeneinander führen. Ich glaube, daß Sex mit sehr jungen Mädchen noch einmal ganz gut ginge. Aber das ist ja völlig idiotisch. Die kriegen doch ein Trauma mit einem Siebzigjährigen.
Also lass' ich es lieber und sage mir:
»Einst war ich König, warum soll ich jetzt Knappe sein?«

Joe, 60 Jahre alt

Fortsetzung von Seite 171

Joe erzählt von seiner Frau.
Entwirft ein Bild, wie sie im Berufsleben steht, schildert im Detail, wie erfolgreich, anerkannt, großartig und selbständig sie ist. Wie sie nach der Arbeit mit den Kolleginnen noch ein Glas trinkt, um mit »Gezwitscher« den ärgsten Streß »ausdampfen« zu lassen. Damit er, den sie liebt, nicht damit belastet wird.
»Kann dir deine Frau geben, wonach du dich sehnst?« frage ich nach langen Erzählungen und einigen Gläsern Sekt.
Joe schweigt. Ich merke, daß die nächsten Sätze ihn Überwindung kosten:
»Ich hungere danach, daß ich mich einmal einrollen kann, daß ich ganz klein werden kann, immer kleiner, daß dann eine Hand kommt, die sich auf meinen Kopf legt. Aber ich kann es ihr nicht sagen. Eine Welt würde für sie zusammenbrechen, wenn ich zugebe, daß ich mich auch manchmal anlehnen möchte. Das wäre ein Schock für sie. Dieses Risiko gehe ich nicht ein. Das bin ich noch nie mit einer Frau eingegangen. Soll ich vielleicht sagen: ›Ich bin der kleine Joe und will, daß du mich schützst?‹«
Bevor Joe die Trauer, die hochkommt, zuläßt, lacht er und sagt: »Mein Gott, Mädchen, wenn das das einzige ist, was mir in meinem wunderbaren Leben fehlt, dann kann ich doch nur brüllend lachen!
Meine Frau ist ein Riesenkumpel. Das Beste, was mir je passieren konnte. Sie ist so anständig wie keine andere auf der ganzen Welt. Wir haben gute Gespräche,

es ist nie langweilig mit ihr. Wir achten beide darauf, uns nur von unserer besten Seite zu zeigen. Auch optisch. Sie hat eine Idealfigur. Sie kann immer noch die Hosen tragen, die sie sich vor 30 Jahren gekauft hat. Nicht ein Gramm zuviel um die Mitte, nicht ein Zentimeter mehr um die Hüften ...«

»Aber gibt sie dir, was du brauchst?« insistiere ich.

»Es ist meine Schuld, daß sie es nicht kann. Wahrscheinlich wollte sie mich früher gerne streicheln. Aber ich konnte es nicht ertragen. Ich habe es nicht zugelassen.

Ich kann nicht einmal mit ihr im Bett liegen. Ich kann nur alleine schlafen. Das war mein ganzes Leben so. Ich werde von jedem Geräusch, von jedem Atemzug sofort wach. Mir stehen in der Nacht keine Toten auf, ich habe auch keine schlechten Träume. Aber ich habe aus dem Krieg dieses geschärfte Gehör zurückbehalten. Bei jeder Maus, die durch den Wald lief, wurde ich wach. Ich hatte immer Angst, daß sie mich schnappen.

Ich setze mich jeden Abend an ihr Bett. Da liegt sie dann, in ihrem weißen T-Shirt, das vom Waschen länger geworden ist. Eingerollt wie ein Embryo. Ich lege meine Hand zwischen ihre Schulterblätter und streichle sie so lange, bis ihr Atem ganz ruhig wird. Erst dann nehme ich meine Hand weg.

Das kann ich ihr geben. Ich kann nicht mit ihr kuscheln. Ich bring' es nicht fertig.

Jetzt schläft diese Frau, die ich auf eine absonderliche Art schätze und liebe, und ich bleibe allein zurück. Es ist keine normale Liebe zwischen Mann und Frau. Schon lange nicht mehr. Unser Liebesleben war nie großartig. Sie ist so anders als ich. Sie fühlt anders und hat andere Bedürfnisse. Sie wollte nie, daß ich ein zweites Mal möchte.

Dieses Gefühl, wenn alles nur noch Müdigkeit ist, wenn nichts mehr da ist, was einen stört, nicht einmal die verwelkten Blumen in der Vase... Wenn man innerlich die Augen weit aufreißt und vor Glück nichts mehr weiß. Wenn der Rest von getriebener Geilheit weg ist, das kenne ich mit ihr nicht. Dieses Sich-treiben-Lassen, irgendwohin. Wo Raum, Temperatur, Ort, alles stimmt. Wo man nicht auf den Kalender sehen muß, wann der Rückflug geht. Weil alles egal ist.«

Fortsetzung Seite 194

»Wir haben uns in der Sexualität behindert, uns gegenseitig gelähmt.«

Ramatou, 44 Jahre alt

Ich weiß nichts von ihm, außer daß er Schweizer ist und eine angenehme Stimme hat am Telefon. Kein Alter, keinen Beruf, keine Lebensumstände. Er schrieb mir in einem Brief auf rotem Papier, daß mein letztes Buch ihm gefallen hat.
Wir treffen uns am Bodensee, dessen Wasser unsere Länder verbindet. Es ist der 27. Dezember. Ich sitze im Kaffeehaus und beobachte die Eingangstüre. Durch den dicken Filzvorhang, der dem kalten Wind Zutritt verwehrt, kommen fast nur Männer. Geflüchtet vor ihren Familien, ermüdet vom anstrengenden Weihnachtsfrieden.
Bei jedem, der hereinkommt, denke ich mir: Bitte der nicht, so resigniert und stumpf sehen sie aus.
Ein junger Mann mit einem schönen, klaren Gesicht und weit offenen Augen schlendert herein. Lässig in einer roten Wildlederjacke und roten Schuhen. Er sieht sich um, ich lächle hoffnungsvoll. Er reagiert nicht – schade.
Nach einem Streifzug durchs Lokal kommt er an meinen Tisch zurück. Ich nicke zustimmend, und er sagt: »Ich habe Sie nicht sofort gesehen, ich bin kurzsichtig.«
Er lacht mit kleinen Augenfältchen, die ein paar Jahre mehr auf seine Züge zaubern, und als er meinen Blick auf seine roten Schuhe sieht, sagt er: »Rot ist meine Farbe, und Rot ist auch mein Lieblingstier. Ein Vogel aus der Mythologie. Man nennt ihn Ramatou. Wer ihn tötet, muß selber sterben.«

Ich bin ein sinnlicher, zärtlicher Mann. Aber ich habe mir immer Frauen gewählt, mit denen ich das nicht leben konnte. Wir hatten eine tiefe Verbindung, sie waren Seelenschwestern, aber im Bett gab es nur Schwierigkeiten. Es war, als redeten wir verschiedene Sprachen. Vielleicht war auch das

Bild, das ich mir von Frauen malte, schuld daran: Für mich gab es nur schwarz und weiß. Nonnen und Huren. Und mit den Nonnen schläft man nicht.

Mein Frauenbild ist von meiner Mutter geprägt. Sie war lebenslustig, aber sehr fromm. Es gab in meiner Kindheit keinen Platz für Nähe und Berührung. Meine Mutter hat mir vermittelt: Das hat mit Sexualität zu tun, da lassen wir lieber die Hände davon.

Ich bin in einem schönen Landgasthaus aufgewachsen. Wir hatten kein Familienleben, aber es war immer etwas los. Alles war leicht und fröhlich, liberal und offen. Das Personal gehörte zur Familie – die Serviererinnen waren wie meine Schwestern. Das war die eine Seite.

Die andere Seite war, daß ich ständig aufgefordert wurde, mich selbst zurückzunehmen, das Gesicht zu wahren. Ich mußte brav sein und ja nicht auffallen. Wichtig waren nur die Gäste. Vielleicht habe ich deswegen meine Eltern in 25 Jahren nie streiten gesehen.

Meine Mutter war dem Vater gleichgestellt. Es gab keine Männerwirtschaft und keine Hierarchie. Ich hab' zu Hause viel Toleranz gelernt – auch Fremden gegenüber. Das war das Schönste an meiner Kindheit.

Geborgenheit und Zärtlichkeit gab es nur oberflächlich. Die Serviererinnen haben mir manchmal über den Kopf gestreichelt, mich in den Arm genommen. Sie waren meine Ersatzmütter.

Als Kind saß ich einmal in Mutters Bett nach ihrem Mittagsschlaf. Ich weiß noch heute, wie warm es war, wie gut es roch. Die Mutter stand vor ihrem Spiegel und drehte mir den Rücken zu. Sie bürstete ihr langes braunes Haar. Wie sie da stand, in einem weißen Büstenhalter, ein Hemd darüber, da sah ich ihre weiche weiße Haut und spürte eine starke Sehnsucht, an ihrer Brust zu liegen. Aber sie war für mich unerreichbar.

Ich weiß noch genau, wie alt ich war, als ich zum ersten Mal von einer Frau Wärme und Nähe erfuhr. Ich war 12, und sie war 22. Sie war bei uns Serviererin und kam eines Nachts in mein Zimmer, weil ihr Bett irrtümlich belegt war. Sie legte sich ganz selbstverständlich zu mir, wie eine große Schwester. Ich spürte ihren Busen, ihre Zartheit und war glücklich.
Ich wußte, daß ich es beichten mußte. Es galt als unkeusch, mit einer Frau im Bett zu liegen. Danach saß ich vor der Kirche in der Sonne und dachte mir: »Wenn so was Schönes Sünde ist, dann will ich mit diesem Glauben nichts zu schaffen haben.«
Im Dorf gab es eine schöne Fremde, die ich heimlich sehr verehrte. Ich muß wohl 14 Jahre alt gewesen sein. Ich erinnere mich noch gut an ihren langsamen, fast majestätischen Gang. Sie schritt zur Bahnstation – jeden Tag. Und fuhr mit dem Zug in die Stadt. Sie war ruhig und zurückhaltend und sprach mit niemandem. Sie war so andersartig als die Bauersfrauen und zog mich in ihren Bann. Ich sehnte mich danach, sie anzusprechen, aber ich wagte es nicht.
Es dauerte nicht lange, da wußte es das ganze Dorf, daß auf der schöngekleideten Dame der Fluch der Sünde lag, daß sie eine Prostituierte war. Ich wollte so gerne einmal mit ihr gehen, ihr zuhören, wie sie aus ihrem Leben erzählt, das so ganz anders zu sein schien als das Leben der Frauen im Dorf. Ich wollte bei ihr sitzen und sie beobachten, wie sie sich langsam auszog. Ihren schönen braunen Körper sehen und mich dann an sie schmiegen und selig einschlafen.
Mit 17 Jahren war ich immer noch Dornröschen. Ich war schüchtern, und die Frauen waren aktiv. Die erste Frau, die mich verführt hat, war 30 und die Sekretärin im Büro meines Chefs.
In meinem Leben gab es nur zwei wichtige Beziehungen. Das andere waren flippige Geschichten. Wenn sie vorüber

waren, hatte ich immer das Gefühl, es war ein schlechter Film, der sich wiederholt.
Als ich Ruth traf, wußte ich sofort, daß sie zu mir gehört. Wir waren acht Jahre verheiratet. Wenn ich sie heute sehe, sind wir wie Bruder und Schwester. Uns verbindet immer noch eine tiefe Freundschaft.
Damals war sie so wütend auf mich, daß sie mir Teller und Tassen an den Kopf warf. Wenn Ruth mich anschrie: »Zieh deine Maske herunter«, dann wußte ich nicht einmal, was sie meinte. Ich konnte mich nicht artikulieren, ich konnte nicht sagen, was ich fühle, was ich will.
Ich konnte mich auch nicht wehren. Ich hatte nie gelernt zu streiten. Es war mir fremd. Ich saß still in einer Ecke und machte einfach den Rolladen dicht.
Mein heiles Bild von der Ehe habe ich von meinen Eltern übernommen: Alles ist wunderbar, man kommt zusammen, und es funktioniert. Man muß nicht diskutieren, man muß nichts dafür tun. An einer Beziehung arbeiten? Nein danke.
Ruth war mir in ihrer Entwicklung weit voraus. Sie hatte es schwer mit mir.
Unsere Sexualität war kompliziert und unbefriedigend. Wir fanden nicht zusammen. Und irgendwann hörten wir ganz auf, miteinander zu schlafen. Ich war unbefriedigt und wurde unerträglich. Ich nörgelte herum, war rechthaberisch.
Nach sieben Jahren fing ich an, mir Abenteuer zu suchen. Wenn ich nach Hause kam, wußte Ruth alles. Sie war sehr intuitiv.
Eines Abends sagte sie: Mein Lieber, ich nehme jetzt mein Bett und zieh' ins andere Zimmer. Das war der erste Schritt. Als nächstes nahm sie eine eigene Wohnung. Nach einem halben Jahr ließ sie sich von mir scheiden.
Für mich war das ganz unvorstellbar. Ich konnte es kaum glauben. Wir hatten so eine starke seelische Verbindung...

Sie ging und fing ein neues Leben an. Ohne mich! Sogar den Hund, der ihr gehörte, ließ sie zurück, weil sie in ihrer neuen Wohnung keinen Platz für ihn hatte. Ich habe sie damals sehr bewundert.

Es dauerte vier Jahre, bis ich wirklich von ihr frei war, bis ich sie loslassen konnte. Später hat sie mir erzählt, daß sie einige Männer konsumieren mußte, um sich wieder als Frau zu fühlen.

Bevor Ruth ging, hat sie mir alles gesagt. Warum sie mich verläßt, wie unsere Ehe für sie war. Aber ich habe mir die Ohren zugehalten.

Mit Gabriela war es ähnlich. Wir hatten ein wunderbares seelisches Verständnis. In der Sexualität haben wir uns behindert, uns gegenseitig gelähmt. Natürlich war es schön am Anfang. Aber nach einer Weile haben die Schwierigkeiten überwogen. Es dauerte fünf Jahre, dann war auch diese große Liebe vorbei.

Es war eine Wiederholung meiner ersten Beziehung, aber mit Gabriela habe ich zumindest streiten gelernt.

Nach unserer Trennung fuhr ich zu meinen Eltern. Ich war traurig und fing schon in der Türe an zu weinen. Meine Mutter konnte es kaum ertragen. Sie sagte: Du hast doch alles. Du bist gesund, du verdienst Geld, da darf es dir doch gar nicht so schlecht gehen.

Von da an habe ich alle Grenzen überschritten und manchmal fünf Freundinnen zur gleichen Zeit gehabt. So groß war mein Defizit an Zärtlichkeit. Ich wollte endlich meine Sinnlichkeit – die mir als Kind verboten war – leben. Aber es hat mich nicht glücklich gemacht. Es war ein Hosenrunterlassen. Bummbumm.

Ich fing an, mich selbst zu verachten. Dafür, daß ich die Frauen als Objekt mißbrauchte, daß ich aus Einsamkeit und Leere zum Telefonhörer griff. Eines Tages wußte ich: »Ich will mich nicht mehr so billig verkaufen. Ich will mir das

nicht mehr antun. Ich will nichts mehr tun, was nicht aus dem Herzen kommt.«
Allmählich lernte ich, mit mir allein glücklich zu sein. Mir einen Abend mit mir selbst angenehm zu gestalten. Mit Musik, mit einem Glas Wein... Die Ungeduld, die quälende Suche nach Wärme und Zärtlichkeit, die krankmachende Abhängigkeit davon hörte auf.
Seither kann ich auf Frauen anders zugehen. Weil ich aufgehört habe, ein Schauspieler zu sein, der miese Spiele spielt, um ans Ziel zu kommen.
Bei einem Workshop in der Toskana über Götter und Göttinnen lernte ich Anna kennen. Mit ihr hatte ich das erste Mal in meinem Leben das Gefühl, daß alle Bereiche sich decken: Körper, Geist und Seele. Wir haben uns geliebt. Es war wie im Paradies. Diese Freiheit, diese Sinnlichkeit, diese Erotik... Ich konnte mit einer Schönheit und Gelassenheit auf sie zugehen, die ich bis dahin nicht kannte. Ich fand, wonach ich mich immer gesehnt hatte.
Einen Monat später kam sie mich besuchen. Meine Gefühle waren wie weggeblasen. Ich sagte mir: »Dein tiefster Wunsch ist in Erfüllung gegangen, und nun kannst du ihn nicht leben!?« Vielleicht war ich noch zu sehr an Gabriela gebunden. Vielleicht war es aber auch meine Angst vor Hingabe, die Angst, einer Frau mit meiner ganzen Leidenschaft zu begegnen, mich in ihr zu verlieren.
Heute weiß ich, daß die wahre Beziehung die Beziehung zu mir selbst ist. Wenn ich mich selbst liebe, dann fliegt mir die Liebe und Anerkennung zu. Dann ist der Boden fruchtbar für Nähe und Intimität. Dann ist die Zärtlichkeit das Wasser, und die Sexualität der Fisch, der sich darin tummelt. Ohne Herz ist die Begegnung zwischen Mann und Frau hohl und leer.
Ich sehe immer ein Bild vor mir: Eine Hafenmauer aus sicheren Steinen. Draußen das Meer. Der Hafen ist mein

Rückhalt, meine Basis. Dort will ich meine Sinnlichkeit leben, mit einer Frau den innersten Kreis teilen. Einander halten in Zärtlichkeit. Einander lassen in Freiheit. Und immer wieder ins offene Meer schwimmen.

Joe, 60 Jahre alt

Fortsetzung von Seite 185

Joe packt mich an den Händen. Seine Gelassenheit ist weg. Er sagt fast wütend: »Manchmal denke ich mir, ich habe ein Recht darauf. Ich habe ein Recht auf diese Lust, die ich mit anderen Frauen kenne. Manchmal denke ich mir: Ich haue einfach ab. Es ist mein Leben. Aber das ist es nicht, was ich möchte. Ich habe noch nie eine so wunderbare, ernstzunehmende Partnerin gehabt. Ich würde etwas ganz Besonderes, Kostbares verlieren. Ich muß mich unterwerfen, weil ich sie liebe.

Wir haben seit einem dreiviertel Jahr nicht miteinander geschlafen. Zuerst habe ich mir gedacht, es ist Übermüdung. Sie hat die ganze Woche hart gearbeitet. Ich habe es verstanden. Also habe ich sie gestreichelt und ins Bett gebracht.

Dann verging die nächste Woche. Wir waren beide viel unterwegs.

Dann waren es schon zwei Wochen. Und plötzlich erwische ich mich, daß ich beim Sitzen den Hausmantel zumache, damit sie mein Glied nicht sieht.

Und so ging es weiter. Meine Frau ist Designerin. Wir waren bei einer Modenschau. Sie war der Star. Alles hat gestimmt. Das Kostüm maßgeschneidert, der Schmuck, das Make-up ... Sie sah großartig aus.

Aber dann gingen diese langbeinigen Models über die Bühne, und ich war mit meinen Gedanken unter dem Rock der Damen.

Ich bewundere alles an meiner Frau, sie ist perfekt. Aber wenn wir nach so einem Abend nach Hause kommen, dann machen wir schnell eine Flasche Wein oder Champagner auf, um den Leerlauf zu überbrükken. Nach dem dritten, vierten Schluck werden wir müde, dann ist alles gelaufen. Wir können nicht mehr miteinander schlafen. Wir haben beide Angst davor. Wir sind uns sexuell fremder als jeder Fremde in einem Lokal...

Es gibt genug Frauen, mit denen ich ins Bett gehen könnte. Aber ich kann meine Frau nicht betrügen. Nicht auf Dauer. Sie könnte es nicht verkraften. Der normale Betrug, den es immer wieder gibt in Ehen, der würde sie zerstören. Weil für sie alles im Leben klar und endgültig ist. Weil jede Handlung ein Ziel voraussetzt. Das Ziel meiner Frau ist die Familie. Sie ist wahrscheinlich der einzige Mensch auf der Welt, der vor dem Standesbeamten nicht gelogen hat, der seinen Treueschwur nicht gebrochen hat. Sie ist sauber.

Ich habe einen wertvollen Partner. Aber Partner ist ein schlimmes Wort. Das ist so, als wenn ich von ihr sagte, ›sie ist ein netter Mensch‹. Das ist fast abwertend.

Ich möchte mit meiner Frau alt werden. Ich möchte ihr treu sein, weil sie so anständig ist. Nur deswegen. Ich kenne so eine Anständigkeit nicht, weil ich nie anständig war. Ich will nicht fahnenflüchtig werden.

Und so bleibe ich und saufe mit meinen Freunden. Ich erzähle ihnen nicht, wie es mir geht. Man soll eine Freundschaft nicht mit Problemen belasten.

Manchmal, wenn ich zuviel getrunken habe, gehe ich mit einem Mädchen mit. Aber immer seltener. Meistens onaniere ich klammheimlich in meinem Zimmer mit meinen erotischen Vorstellungen.

In letzter Zeit erwische ich mich dabei, wie ich mit der Katze im Arm herumgehe, wie mit einem Kind. Als Ersatz für die Streicheleinheiten.

Und dann kommst du. Und alles bricht wieder auf. Die Wünsche, die Träume, die Sehnsüchte ...
Bitte laß uns nur für zwei Tage aus diesem Leben aussteigen. Laß uns endlich wegfahren!«

Fortsetzung Seite 204

»Wir sind eine funktionierende Wirtschaftsgemeinschaft: Ich spende das Geld und den Samen.«

VIKTOR, 51 JAHRE ALT

Gepflegt, mit blankgeputzten Schuhen steigt er aus dem Taxi. Makellos im dunkelblauen Kaschmirmantel, glattrasiert das hagere Gesicht. Die Haare mit einem strengen Seitenscheitel an den Kopf gepreßt.
Ein Geschäftsmann auf dem Weg zu seinem Abendvergnügen. Der Mann, den ich viele Stunden später in einem Lokal wiedersehe, hat kaum noch Ähnlichkeit mit ihm: Mit wirrem Blick und beschmutzten Kleidern hängt Viktor an der Bar und beschimpft ein paar Nachtschwärmer, die ihm nicht zuhören. Die Kellner lassen ihn gewähren und füllen immer wieder sein Glas.

Ich gehe immer in dieselben Lokale, wenn ich trinke. Die Kellner kennen mich. Ich lasse sie mittrinken und konsumiere selbst unheimlich viel. Dafür tolerieren sie, daß ich laut bin und mich schlecht benehme. Ich kaufe sie.
Wenn ich spätnachts nach Hause komme, bin ich ganz leise und zieh' die Schuhe aus. Ich lege mich sofort ins Bett. Ich will dann nicht reden oder mit meiner Frau schlafen. Ich belaste meine Familie nicht, wenn ich betrunken bin. Ich bin nicht aggressiv. Ich trinke nie zu Hause und nie vor dem Kind.
Ich bin ein Meister des Verdrängens. Ich kann mich an meine Kindheit wenig erinnern. Nur dadurch habe ich überlebt. Ich verdränge alles, oder vielleicht sollte man besser sagen: Ich »vertränke« es.
Ich bin in einer verlogenen »heilen Welt« aufgewachsen. Mit Gärtner, Chauffeur und Köchin. Meine Eltern haben mir

eine Scheinglückseligkeit vorgespielt, die erst dann einen Riß bekam, als der Vater in Pension ging. Da kamen seine charakterlichen Mängel erst richtig zum Tragen: sein Drang, mit Geld alles kaufen zu wollen. Alle zu unterdrücken, alle mundtot zu machen, alle zu beherrschen...

Meine Mutter war eine heimliche Trinkerin. Sie fing am späteren Nachmittag mit einem »Sundowner« aus Portwein und Sherry an. Und wenn die Sorgen zu groß waren, hat sie oft nach dem fünften Glas im Badezimmer gekotzt. Sie war ein seelisches Wrack. Die Ehe mit meinem Vater hat sie fertiggemacht. Er hat kaum mit ihr geredet. Außer beim Frühstück. Da hieß es: »Was bekommst du von mir?« Dann mußte die Mutter die Rechnungen vom Fleischer, vom Bäkker und vom letzten neuen Kleid vorlegen. Sie hat aus Frust viel Geld ausgegeben. Es gab jedesmal Streit. Wenn mein Vater am Abend nach Hause kam, war er ausgepumpt und las Zeitung. Er war nie für mich da. Wenn ich etwas fragen wollte, ließ er unwillig seine Brille auf die Nasenspitze fallen und sagte: »Du siehst, daß ich beschäftigt bin.« Dann putzte er sich die Zähne, zog seinen Smoking an und ging zu einem Empfang. Er war ein Machtmensch. Seine Geschäfte haben ihn so in Anspruch genommen, daß er kaum Luft holen konnte.

Als meine Mutter starb, war ich erleichtert, daß diese Lüge der Harmonie endlich ein Ende hatte. Manchmal denke ich, es wäre für mich noch besser gewesen, wenn mein Vater gestorben wäre.

Mein Vater war gefühlsarm, und meine Mutter gefühlskalt. Ich habe von beiden etwas abbekommen. Ich denke mir oft: »Nur nicht so werden wie sie. Nimm das Gute von der Mutter, nimm das Gute vom Vater, und laß von beiden das Schlechte weg.«

Meine ersten sexuellen Erfahrungen habe ich mit Huren gemacht. Ich hatte Pickel und Komplexe und ging den Weg des

geringsten Widerstandes. An andere Frauen habe ich mich nicht herangetraut.
Meine erste »richtige« Freundin lernte ich mit 22 kennen. Ich war sehr in sie verliebt und nahm sie mit nach Hause. Mein Vater hatte die Gewohnheit, mich in der Früh zu wecken, bevor er ins Büro ging. Er riß die Türe zu meinem Zimmer auf, sah uns im Bett liegen und schrie: »Mein Haus ist kein Stundenhotel, du kannst deine Koffer packen. Und am besten wäre es, wenn du auch gleich das Land verläßt!«
Wir lebten in Frankreich, als ich ein Kind war. Also ging ich dorthin zurück. Ich war völlig entwurzelt und habe begriffen, daß ich nirgends hingehöre. Ich hatte zwar bald einen Job, aber keine Freunde. Ich ließ mich jeden Abend vollaufen und konnte bald nicht mehr zur Arbeit gehen. Irgend jemand hat mich in der Gosse aufgelesen und zur Entziehungskur in eine Anstalt gebracht.
Dort war ein junger Psychiater, der sich viel mit mir beschäftigte und mir riet: »Du kannst dich vom Alkohol nur befreien, wenn du aus dem Schatten deines Vaters heraustrittst. Du darfst ihn jetzt lange nicht wiedersehen.«
Als mein Vater erfuhr, daß ich im Krankenhaus war, kam er sofort angereist. Er hat mich gepackt, neu eingekleidet und zurückgeholt.
Ich hätte mich wehren sollen. Aber ich hatte nicht den Mut, das Leben ohne seine finanzielle Hilfe zu meistern.
Ich habe wieder angefangen zu trinken.
Ich trinke aus medizinischen Gründen. So wie einer Tabletten nimmt, damit er schlafen kann, so trinke ich, damit ich mich manchmal befreien kann. Dann habe ich für ein paar Stunden Flügel und fliege, obwohl ich weiß, daß der Absturz eine Katastrophe ist.
Ich trinke aus Verzweiflung. Ich trinke, weil das Leben so unvollkommen ist, weil sich die Nachbarn gegenseitig kaputtschießen, weil die Reichen durch Diebstahl reich ge-

worden sind und weil die Armen sich nicht wehren können...

Vor allem aber trinke ich, weil die Menschen so verlogen sind. Ich kann mit diesen Lügen nicht leben.

Ich bin immer mit offenen Augen durch die Welt gegangen. Ich habe immer alles zugegeben. Daß ich trinke, daß meine Ehe nicht einfach ist... Ich bin ehrlich.

Ich habe die Lüge bei jedem erkannt. Nur nicht in meiner Familie. Das ist ganz eigenartig. Ich war Mutters Lieblingskind und irgendwie die Brücke zwischen den beiden. Aber wie verlogen die Ehe meiner Eltern war, habe ich lange nicht begriffen. In meiner Familie bemühen sich alle, nichts an die Oberfläche kommen zu lassen. Meine Schwester lügt genauso. Sie trinkt jeden Tag Cognac mit Himbeersaft gemischt, damit es niemand merkt. Mein Vater sagt oft: »Du sollst dir an deiner Schwester ein Beispiel nehmen, sie führt eine gute Ehe.« Ich finde es unehrlich, daß sie so tut, als wäre sie glücklich, obwohl ihr Mann sie betrügt und Kinder und Tiere haßt. Es ist schön, eine große Familie zu haben, aber nur, wenn man offen miteinander umgehen kann. Wo soll man sonst ehrlich sein, wenn nicht im eigenen Nest?

Ich verschweige auch manches. Aber nur dann, wenn ich glaube, daß die Wahrheit niemandem nützt.

Ich habe den Frauen, mit denen ich zusammen war, nie gesagt, daß ich sie nur gern mag, aber nicht liebe. Man muß nicht so brutal mit der Wahrheit kommen. Entweder sie merken es, oder sie merken es nicht. Das Wesentliche im Leben kann man sowieso nicht mit Worten ausdrücken.

Die Frau, mit der ich jetzt lebe, war mir einmal wichtig. Als sie schwanger wurde, haben wir geheiratet. Sie sagte, daß ich ihre große Liebe bin. Ich hatte sie sehr gern. Ich war 43 und wollte endlich geordnete Verhältnisse schaffen. Ich ging nicht unbelastet in die Ehe, ich hatte schon viele Beziehungen hinter mir. Ich wußte schon, daß ich mich nicht als All-

heilmittel für meine Schwierigkeiten in den Schoß einer Frau legen kann.
Monika ist mir damals mit einer unfaßbaren Kraft und Offenheit begegnet. Sie hatte nichts, was mich störte. Sie kommt aus nachvollziehbaren Verhältnissen, sie glaubt an eine höhere Moral, sie hat Freunde, vor denen ich Achtung habe, und einen Beruf, den ich respektiere.
Meine Frau wußte, daß ich Alkoholiker bin. Das hat sie aber nicht gestört. Im Gegenteil. Sie hat es sogar als Aufgabe gesehen, mich zu heilen.
Inzwischen trinkt sie selbst. Sie ist so zugeschüttet vor Selbstdisziplin, daß es ihr die Gurgel zusammenschnürt. Und wenn sie dann trinkt, fallen die Schranken, dann will sie reden. Aber das will ich nicht.
Monika behauptet, daß sie mit mir glücklich ist. Aber ich glaube ihr nicht. Es kann nicht sein, daß zwei Meinungen über eine Ehe so auseinanderklaffen. In Wirklichkeit sind wir längst dort angelangt, wovon die EG nur träumen kann: Wir sind eine funktionierende Wirtschaftsgemeinschaft: Ich spende das Geld und den Samen.
Bevor das Kind zur Welt kam, war ich felsenfest davon überzeugt, daß ich die Frau fürs Leben gefunden habe. Aber dann fingen die Schwierigkeiten an. Sie sagt nie: »Mein Sohn ist mir wichtiger als du.« Aber sie zeigt es mir. Er liegt seit seiner Geburt zwischen uns im Bett. Unser Liebesleben hat dadurch fast aufgehört.
Wenn wir alle sechs Wochen miteinander schlafen und meine Frau nach zehn Minuten ihren Orgasmus hat, gibt sie mir 25 Küßchen und sagt, daß sie glücklich ist. Und bevor sie einschläft, sagt sie noch ganz schnell, daß ich der einzige Mann bin, der sie so leicht befriedigt.
Ich nehme es zur Kenntnis, aber irgendwie erinnert es mich daran, wie ich früher oft Frauen behandelt habe: Wenn ich ihnen nicht das Gefühl geben wollte, daß sie nur Mittel zum

Zweck waren, habe ich mich sehr bemüht, durch nette Worte zu verschleiern, daß ich sie eigentlich mißbraucht habe.
Unser angebliches schönes Familienleben existiert gar nicht. Meine Frau macht sich das vor, weil sie Angst hat vor dem Alleinsein.
Liebe ist, wenn zwei zur selben Zeit in dieselbe Richtung schauen. Bei uns ist es das Gegenteil: Ich sage hü, sie sagt hott. Ich sage ja, sie sagt nein. Ich sage, laß dir Zeit mit deiner Karriere, bleib beim Kind – sie geht sofort wieder arbeiten.
Um ihre Schuldgefühle zu beschwichtigen, ist sie nur für den Sohn da, wenn sie nach Hause kommt. Meistens schläft er erst um 22 Uhr ein, nachdem sie ihm die vierte Cola und die zweite Rolle Keks ans Bett gebracht hat.
Anschließend arbeitet sie noch bis Mitternacht an ihren Papieren. Wenn sie dann ins Bett kommt, ist sie so ausgepumpt, daß sie keine Lust mehr hat.
Manchmal sage ich zu ihr: »Monika, wir müssen uns was einfallen lassen. Mir ist das alles zuwenig.« Dann antwortet sie mir, daß wir eine glückliche Familie sind. Daß es ein Glück ist, daß sie mich gefunden hat, daß es ein Glück ist, daß wir so ein tolles Kind haben, und daß es ein Glück ist, daß es uns finanziell so gut geht...
Unsere Ehe ist eine einzige Katastrophe. Schlimmer als der Krieg in Jugoslawien. Dort kennen sich die Menschen wenigstens aus. Sie wissen, wofür und gegen wen sie kämpfen. Auch wenn es hirnverbrannt ist.
Ich wäre schon lange gegangen, wenn mein Sohn nicht wäre. Ich möchte kein Wochenendvater sein. Ich habe zu viele meiner Freunde erlebt, die deprimiert waren, wenn die Frau das Kind wieder abgeholt hat. Ich weiß aber, daß für mich der Tag X auch kommen wird. Weil es keine andere Lösung mehr gibt.

Ich liebe meinen Sohn. Aber er tut mir leid.
Seine Mutter hetzt ihn gegen mich auf. Sie weiß, daß mich das trifft.
Mein Sohn respektiert mich überhaupt nicht. Sie hat ihn total an sich gekettet. Sie kauft ihm alles, was er will, er darf uns terrorisieren und herumbrüllen. Er kann schon kaum mehr in einem normalen Ton sprechen. Ich muß froh sein, wenn er mich nicht ignoriert und die Kraft aufbringt, daß er beim Frühstück »Guten Morgen, Papa« sagt. Und das tut er meistens nur, wenn er etwas von mir will.
Ich muß meine Frau verlassen. Das ist die einzige Möglichkeit, dieser Lüge ein Ende zu bereiten. Wir sind weit von dem entfernt, was ich mir unter Erfüllung vorstelle: gegenseitiges Verstehen, aufeinander eingehen, körperliche Harmonie...
Ich will nicht, daß wir so verlogen enden wie meine Eltern.
Ich sage meiner Frau nichts. Ich bin feig. Ich sitze in einer stillen Ecke und denke darüber nach, ob ich mir von dieser Ehe noch etwas erwarten kann. Ich bereite alles leise vor. Ich gehe zum Anwalt, suche mir eine andere Wohnung...
Und wenn der richtige Zeitpunkt kommt, wenn ich weiß, daß ich es schaffe, meine Schwierigkeiten nicht in Alkohol zu ertränken. Dann sage ich es ihr.
Aber ich muß stark sein und nichts trinken. Sonst gehe ich unter.

Joe, 60 Jahre alt

Fortsetzung von Seite 196

Ich kann in der Nacht nicht schlafen. Morgen also werden wir wegfahren.

Für zwei Tage aussteigen.

Ist es richtig, was geschieht?

Kann ich die Verantwortung dafür übernehmen?

Meine Götter schweigen.

Ich werde tun, was ich tun muß, weil alles andere gelogen wäre. Weil nur meine anerzogene Moral und mein »Anstand« mich daran hindern könnten, das zu leben, was sich entwickelt hat. Ich stelle mich nackt vor den Spiegel und betrachte meinen Körper.

Ich sehe jede Unebenheit, jede Spur, die die Zeit hinterlassen hat. Fühle mich belastet von dem Bild der »schönen Frau«, das Joe in sich trägt und dem ich nicht entsprechen kann.

Als der Wecker läutet, bin ich längst wach. Mit diesem flauen Gefühl im Magen, das ich schon als Schulkind vor Prüfungen hatte.

Ich lasse mir das Frühstück auf dem Zimmer servieren und stochere lustlos in meinem weichen Ei, als das Telefon klingelt.

»Du mußt nach Hause kommen«, sagt meine Schwester.

»Deine Tochter ist krank.«

Ich spüre eine Welle von Enttäuschung und – Erleichterung.

Joe erwartet mich in der Hotelhalle.

»Ich kann nicht mitfahren, Joe.«

Joe sagt nichts. Er sieht mich nur an.

Wir werden nie miteinander wegfahren.
Wir wissen es beide: Der Traum ist kaputt und nicht wiederholbar.
Vom Flugzeug aus sehe ich die Stadt, die mir inzwischen so vertraut ist, und kehre langsam aus einem Traum zurück, der nur hier seinen Platz haben konnte.

Fortsetzung Seite 216

»Ein Macho ist ein Mann, der sich selbst liebt und der zu sich steht.«

Tizian, 44 Jahre alt

Die Ampel steht auf Rot. Ich bleibe stehen und sehe direkt in sein Gesicht. Er lächelt vom Plakat wie damals. Mit ein paar Falten mehr, auf teurerem Papier.

Damals war ich 17. Ich war verliebt in seine Stimme, in sein Spiel und wollte mit ihm gehen. Wenn er mich gesehen hätte, wenn meine Eltern es erlaubt hätten.

In der Kälte vor dem Bühnenausgang froren meine Finger mit dem Kugelschreiber zu Eis. Als er kam, schrieb er mit lächelnder Eile seinen Namen auf ein Stück Papier.

Ich will ihn wiedersehen.

Die Frau an der Kasse sagt: »Sie haben Glück, soeben hat zufällig jemand eine Karte zurückgegeben.« Ich nicke dankbar und sage ihr nicht, daß es keinen Zufall gibt.

Im Dunkel des Theaters versinke ich in seine Welt. Er schreit, er lacht, er weint. Er spielt seine Rolle und gleichzeitig sich selbst.

Keiner schwitzt so erotisch wie er. Keiner gibt sich auf der Bühne so hin. Er leckt sich den salzigen Schweiß von seiner Hand, und ich weiß, was ich tun will.

Ich will diesen Mann nach seinem Leben fragen, weil er mir gefällt.

Ich stehe wieder am Bühnenausgang. Neben mir die Fans, die immer noch so jung sind wie ich damals. Er kommt und küßt, nimmt Blumen – er sieht müde aus.

Es ist ein schlechter Augenblick für die Bitte um ein Gespräch. Er sagt trotzdem ja, und diesmal sieht er mich an.

In einer langen Nacht mit vielen Worten kommen wir uns so nahe, daß nicht einmal die Haut uns schützen kann. Als er geht, sagt er: »Warum habe ich dich nicht schon viel früher kennengelernt? Wir müssen uns bald wiedersehen.«

Ich habe nie mehr etwas von ihm gehört.

Wenn ich spiele, ist es mir scheißegal, ob ich schwitze, ob ich stinke, ob ich häßlich bin. Auf der Bühne bin ich am ehrlichsten. Da streif' ich alle Masken ab, und darum lieben mich die Frauen. Aber schon wenn ich mich am Ende der Vorstellung verbeuge, dann denk' ich, ob mein Haar frisiert ist und ob mein Bauch nicht raushängt...

Ich kann in meinem Privatleben nie so ehrlich sein wie auf der Bühne. Auf der Bühne bin ich echt. Da vergesse ich alles rund um mich und gebe mich hin.

Wir suchen alle nach Hingabe. Aber wir Intellektuellen laufen ihr meistens vergeblich hinterher. Weil wir zukunftsabhängig sind. Die Hingabe verträgt keine Zukunftssucht. Wir denken immer nach vorne: In einer Woche haben wir dieses und jenes geschafft, haben mehr Glück, mehr Geld, mehr abgenommen... Alles wird vertagt. Wir sind unfähig zur Gegenwart.

Ich kann im Augenblick leben, wenn ich spiele. Das ist das herrlichste Gefühl der Welt. Die Kunst hat etwas Göttliches, sie erhebt mich.

Eigentlich sollte es in der Liebe auch so sein. Aber es gelingt nur selten. Wir denken zuviel mit, wir spielen Rollen und haben Angst vor Ablehnung. Wir wollen auch in der Liebe die Besten sein. Aus diesem Zwang heraus entsteht oft so ein Scheiß-Beischlaf, im wahrsten Sinn des Wortes: Man ist auch dabei.

Jeder will die beste Frau oder den besten Mann. Jeder will den Chef und nicht den Angestellten. Ob das nun der oder die mit dem tollsten Hirn, mit dem meisten Geld oder mit dem besten Aussehen ist, ist egal.

Dann haben wir eine Beziehung – die Intellektuellen bleiben meistens unter sich –, aber irgendwo scheint es nicht zu klappen. Vögeln möchten wir lieber mit jemand anderem. Die Frau mit dem berühmten Bademeister oder Holzfäller, der Mann mit einem triebhaften Weib, das nicht schon beim

Frühstück diskutiert. Danach sehnen wir uns in Wirklichkeit. Aber wenn wir so ein Weib finden, sind wir auch unzufrieden und werfen uns vor, daß wir eine ganz andere Frau haben müßten. Eine, mit der wir uns auseinandersetzen können.

Warum lassen wir eigentlich an unseren Exzessen die eigene Frau nicht teilnehmen? Die eigene Frau hat so etwas Madonnenhaftes, mit der macht man anständigen Sex. Für die Orgien sind die anderen da. Ich habe entdeckt, daß Frauen meistens eine große Bereitschaft haben, alles mitzumachen. Wenn man sich ihnen öffnet. Jeder hat Phantasien und Perversionen, jeder hat Sauereien im Hirn. Es müssen sich nur die richtigen Menschen mit denselben Neigungen treffen. Es gibt viele Frauen, die sich gerne fesseln lassen. Die sanften Sado-Maso-Spiele sind doch wunderbar. Wir müssen der Frau oder Freundin die gleichen Schweinereien beibringen wie der Geliebten. Aber wir haben immer Angst, daß sie entrüstet ist und geht. Dann ist sie sowieso die Falsche. Wir können mit ein bißchen Pech mit einem Partner leben, der genau das liebt, was wir uns wünschen. Wir wissen es nur leider bis zum Tode nicht, weil wir versäumen, darüber zu sprechen.

Wir leben in einer Gesellschaft voller Lügen. Die Politiker lügen, jeder weiß es, und jeder beklatscht den, der am besten lügt. Aber nirgends wird so gelogen wie in Beziehungen. Ich stehe zu dem, was ich tue. Ich will nicht lügen. Und trotzdem ertappe ich mich immer wieder dabei. Weil ich es bequemer haben will, weil ich mir unangenehme Auseinandersetzungen ersparen will. Die Lüge als bewußter Akt, um zu manipulieren, wäre ja vielleicht noch zu akzeptieren. Aber wir lügen oft, ohne zu wissen, daß wir lügen. Und davor habe ich Angst. Die Angst, mich selbst zu beschwindeln, mich festzufahren. Das treibt mich immer weiter in meiner Innenschau, in der Zersplitterung meiner Seele.

Man wirft mir immer vor, daß ich Frauen mißbrauche, daß ich sie mitnehme vom Bühnenausgang. Wenn eine auf mich wartet, dann weiß ich, daß sie mit mir gehen will. Mit mir als Mensch. Nicht wegen meines Namens, sondern weil ich bin, wie ich bin.
Ich habe es satt, mich für mein »lasterhaftes« Leben zu entschuldigen. Habe ich die Frauen geprügelt, habe ich sie gezwungen? Nein, sie sind freiwillig mit mir gegangen, als eigenständige Wesen, und haben sich in mein Bett gelegt. Ich bin doch kein Vergewaltiger! Sie sind auch keine achtjährigen Kinder, sondern erwachsene Menschen, die höchstens sauer sind, weil die Begegnung flüchtig war, weil ich ihre Erwartungen nicht erfüllt habe.
Wir sind ja so spießig geworden, daß man sich schon dafür entschuldigen muß, wenn zwei erwachsene Menschen Lust haben, miteinander Sex zu machen. Ohne sich gleich zu verheiraten, ohne an Kinder zu denken.
Dieses Schuldig-Sprechen, dieses Verantwortlich-Machen hat über Jahrhunderte hinweg funktioniert. Wir Männer hatten die Macht, aber wir haben sie mit der Verantwortung bezahlt. Ich bin hundertprozentig für Emanzipation. Aber dazu gehört auch zu erkennen, daß die Frauen für sich selbst verantwortlich sind, daß sie eigenständige Menschen sind. Dann gibt es keine Schuldzuweisung mehr. Solange wir glauben, der andere ist für unser Schicksal verantwortlich, hat das mit Freiheit nichts zu tun.
Ich erlebe immer wieder Frauen, die mit diesem geheimnisvollen tragischen Blick auf mich zukommen und sagen: »Weißt du noch, 1987?« Oder: »Du hast mich nie mehr angerufen!«
Ich war lange Zeit in meinem Leben »der böse Macho, der alles falsch macht«. Inzwischen sage ich mir: »Heute bin ich einfach dumm.« Im richtigen Moment dumm. Ich lege alle intellektuellen Zweifel ab und lasse mich treiben – ohne Ver-

antwortung. Und am nächsten Tag merke ich vielleicht – es war doch nicht so toll.
Ich sage auch ganz provokativ: »Ich bin gerne ein Macho.« Ein Macho ist ein Mann, der sich selbst liebt und der zu sich steht. Ich werde dafür angegriffen und angemacht, aber ich bin ein Mann, der die Tatsache, Mann zu sein, immer noch schön findet. Ich glaube, daß gerade emanzipierte Frauen sich nach so einem Mann sehnen. Die können doch einen herumschleimenden Softie gar nicht mögen. Wie sollen sie jemanden bewundern, der genau das hat, was sie ablegen wollen?
Das Schlimme ist die Abhängigkeit vom anderen Geschlecht. Fast alle Männer verändern sich, wenn Frauen dabei sind. Wir gockeln, fahren unsere Pfauenfedern aus, verändern uns, sobald was Erotisches in den Raum kommt. Dann ist es aus. Dann ist dein bester Freund nicht mehr dein Freund.
Aber wir machen nicht nur den Frauen etwas vor, wir machen auch den anderen Männern was vor. Wenn wir zum Beispiel in der Öffentlichkeit eine Frau schlecht behandeln, ist das meistens Show. Wir tun es nicht gegen die Frau, wir tun es für die anderen Machos. Damit wir als Obermacho bestehen können. Wir wollen von den Männern geachtet und geliebt werden. Die Frauen stehen gar nicht so auf dieses ganze Machotum. Und viele Stories, die wir über Bettgeschichten erzählen, sind einfach gelogen. Ich habe als Zwanzigjähriger gelitten, weil mir ein Freund jahrelang vorgemacht hat, daß er zwölfmal in der Nacht kommt. Bei mir hat es höchstens für zweimal gereicht. Ich glaube auch keinen Umfragen zum Thema Sexualität. Der Mann lügt sein ganzes Leben lang. Warum soll er gerade beim Thema Frau nicht lügen? Männer sind eitel und sehr verletzlich.
Ich bin an jedes Abenteuer mit der Hoffnung herangegangen, daß es etwas Einmaliges ist. Der Haken an der Sache ist,

daß es zur Gewohnheit werden kann. Ich habe mir die unmöglichsten Frauen in den Momenten meiner Leidenschaft möglich und wunderbar gemacht. Das ist es, was ich so an Henry Miller liebe. Er verklärt die Frauen auch.
Aber man darf es nicht zu häufig tun. Es ist wie eine Droge. Wenn man sie manchmal nimmt, kann es herrlich sein. Wenn man sie immer braucht, ist es beschissen. Wir sind so versessen auf Eroberungen, weil wir kein Selbstvertrauen haben. Wir sehen uns im Spiegel und sagen: »Hey, heute siehst du ja super aus.« Aber im Innersten unseres Herzens glauben wir uns nicht. Wir glauben uns auch nicht, daß wir tolle Typen sind. Drum laufen wir auch weg, wenn eine Frau uns lobt. Ein Mann, der kritisiert wird, der nicht zu gut behandelt wird, bleibt eher am Ball. Wir können alle mit Lob nicht umgehen. Wir haben gelernt, uns gegenseitig fertigzumachen. Ich habe immer den Verdacht, daß man sich selbst erhöhen will, indem man andere klein macht.
Ich hätte nichts dagegen, daß es ewig währt, wenn es mit einer Frau schön ist. Ich sehne mich nach einem warmen Platz. Aber so wunderbar wie damals als Kind bei meiner Mutter, so beschützt, geliebt und sicher, kann es nie mehr sein. Die Frage ist, ob es in der Liebe zwischen Mann und Frau Beständigkeit gibt über eine längere Zeit? Wenn etwas sexuell am Ende war, dann habe ich nie eingesehen, warum ich weitermachen soll.
Ich fordere für mich ein, die momentane Lust – und sei's für eine Nacht – zu leben. Aber gleichzeitig liebe ich die Romantik. Ich mag, wenn Frauen zu mir sagen: »Ich möchte dich für immer haben, ich will nur mit dir sein.« »Alle Lust will tiefe Ewigkeit«, das hat Nietzsche schon gewußt. Diese Sehnsucht, einen Menschen zu haben, der für dich da ist...
Ich glaube, daß Ehen in der bürgerlichen Gesellschaft besser klappen, weil man daran festhält, weil man die Regeln einhält, auch wenn es mit Unglücklichsein verbunden ist. Viel-

leicht mache ich den Fehler, daß ich meinen Wunsch nach Unbürgerlichkeit in eine bürgerliche Institution einbringen will. Das kann nicht funktionieren. Wir sind alle Minderheiten, die ihr Recht bekommen sollen. Auf ihren eigenen Anstand, auf ihre eigene Moral. Ich will nicht lügen müssen. Weil lügen eine Bankrotterklärung ist. Ich muß das Leid in Kauf nehmen, daß sich durch meine Werte ergibt. Je ehrlicher ich zu mir selbst bin, desto einsamer muß ich leben. Je mehr ich mich selbst durchschaue, desto mehr durchschaue ich, was andere tun.

Ich kann mir nicht mehr in die Tasche lügen. Ich weiß, daß manche Frauen – vor allem junge Mädchen – mit mir ins Bett gehen, um mir zu gefallen. Ihr Ziel ist aber nicht der Sex. Es ist der Preis, den sie bezahlen, um mit mir zu sein. Ich will nicht mehr, daß sie den Preis bezahlen. Nicht aus Moral. Aus Egoismus. Ich spüre, daß sie keine Lust haben. Und nichts ist furchtbarer und langweiliger.

Wir Männer werden die Erotik der Frauen nie verstehen. Es gibt die Situation nachts um zwei, wo du dir sagst: »Ich bin geil, ich möcht' jetzt irgendwas zum Vögeln.« Mit der Betonung auf »irgendwas«. Und es ist völlig egal, wer das ist. Hauptsache, sie hat einen Rock an. Ich glaube nicht, daß Frauen so sind. Sie wollen auch vögeln, wenn sie geil sind. Aber nicht irgendwen. Wenn eine Frau in eine Kneipe geht, dann will sie einen ganz bestimmten. Den, der ihr am besten gefällt. Als Mann hast du zwar gewisse Präferenzen, aber wenn die eine nein sagt, dann tut es auch die Nachbarin.

Es ist schwer, Frauen zu durchschauen. Viele sind immer noch daran gewöhnt zu sagen, was man hören möchte, zu tun, was Männer wollen, ihnen zu Gefallen sein.

Dieses Beobachten, wie es mir geht, wenn wir uns lieben, macht mich ganz fertig. Du hast die Augen zu, und wenn du sie kurz aufmachst, ist sie über dir und schaut dich an, ob du auch richtig geil bist. Was für ein verlogener Krampf, wenn man an den Orgasmus des anderen denkt! Das gilt natürlich auch für Männer, die sich daran gewöhnt haben, »es einer Frau richtig gut zu besorgen«. Dieses »Schön-Machen« ist doch ein Selbstbestätigungstrip: »Sie stöhnt viel, also bin ich ein guter Mann.« Man muß das umdrehen und sich sagen: »Ich stöhne viel, also bin ich ein glücklicher Mann.« Das ist viel wichtiger. Es macht mir Freude, wenn die Frau auch glücklich ist, aber ich denke nicht daran, es ihr krampfhaft schön zu machen.

Ich plädiere auch dafür, daß wir schlafen dürfen nach einem schönen Orgasmus. Das ist doch legitim. Was sollen wir da noch Tänze aufführen. Das können sich nur Frauen wünschen, die uns orgiastische Erlebnisse vorspielen, die sie nie hatten. Wenn eine Frau befriedigt ist, dann will sie auch nicht stundenlang weitermachen. »Nach einem Beischlaf ist jedes Lebewesen traurig«, dieser alte Spruch hat immer noch Gültigkeit. Wenn die Wirkung nachläßt, fühlt man sich wie nach einer guten Droge – man hat einen Kater.

Die Abenteuer, wo du gemeinsam einen Orgasmus hast, sind sowieso selten ... Wo gibt's denn das? Das sind doch alles Märchen. Vor allem bei einem Erstaufriß ist es sinnlos, darauf zu warten. Da ist es noch besser, man liegt nebeneinander und wichst.

Ich bin sehr zwiespältig, was Sexualität im Alter angeht. Meine schlimmste Horrorvorstellung ist, daß ich einer jungen Schönheit Handtaschen tragend durchs Einkaufszentrum hinterherlaufe. Und ihr jedesmal was kaufen muß, bevor sie mich drüberläßt. Selbst so große Männer wie Goethe und Henry Miller wurden von jungen Mädchen gequält. Wenn du alt und geil bist und Geld hast, dann zahlst du. Und wenn du kein Geld hast, dann bist du sowieso der letzte Depp.

Ich glaube, daß ab einer gewissen Bewußtseinsstufe die ganzen Kämpfe zwischen den Geschlechtern überflüssig werden. Die Probleme hören auf, wenn wir das Leben von einer höheren Warte betrachten. Wie zum Beispiel bei Jesus oder Mutter Theresa. Aber wenn wir dort anlangen – vögelt man auf dieser Stufe noch? Ich sehne mich nach einem spirituellen Leben. Aber es darf nicht lustlos sein. Ich wollte früher immer ein Engel werden. Das will ich heute noch. Metaphysisch gesehen bin ich in einer Durchgangsstation. Ich kann die Station nicht ändern, ich kann die Menschen nicht ändern, denen ich begegne. Ich kann nur versuchen, eine Ebene höher zu kommen, in die nächste Station. Das ist das Spannende im Leben: Du tust etwas, du lebst es aus, und plötzlich kommt das Neue. Dann sind andere Menschen da und eines Tages vielleicht sogar eine andere Erde.

Ich träume immer noch davon, daß ich in einer Strickjacke in der Einsamkeit der Natur ein friedliches Leben führe. Mit einer Frau an meiner Seite, die mich liebt. Nicht weil ich toll bin, nicht weil ich gut spiele, nicht weil ich schlank bin – sondern weil es mich gibt. Ich suche immer neue Abenteuer aus dem Gefühl heraus, das Endgültige, Wunderbare zu erleben. Der Frau zu begegnen, die mir alles gibt. Aber wer weiß, was geschieht, wenn ich sie treffe? Ein erfüllter Traum ist meistens schlimmer als die Sehnsucht danach. Wehe, man lebt ihn.

Ich weiß nicht, was die Lösung ist. Ich bin wie Scarlett O'Hara in *Vom Winde verweht*, die sagt: »Morgen will ich darüber nachdenken ... Morgen ist auch ein Tag.«

Joe, 60 Jahre alt

Fortsetzung von Seite 205

Es ist wieder Winter.
Joe hat seinen Platz in meiner Erinnerung und in meinen Texten.
Ich schlendere durch die Straßen, die Straßen seiner Stadt. Besuche Plätze, die für kurze Zeit uns gehört haben.
Es ist gut. Ich mußte wiederkommen, um den Kreis zu schließen.
Joe weiß nicht, daß ich hier bin.
Ich möchte so wie damals in seine Bar gehen.
Möchte ihn so sehen, wie er in diesem anderen Leben ist, an dem ich nicht teilhaben kann und auch nicht will.
Ich stehe vor der Bar und sehe durchs Fenster.
Joe inmitten seiner Freunde, ein Glas in der Hand.
Sein Brustkorb sprengt fast das gestreifte Hemd unter dem karierten Sakko, so stark und wichtig kommt er sich vor.
Ich gehe hinein und lehne mich an die Bar, die Ellbogen auf den Tresen gestützt.
Joe sieht mich sofort.
»Halli-hallo«, poltert er und verschluckt gerade noch »Ich bin der liebe Joe.«
Wir wandern durch die Stadt, meine Hand in seiner Manteltasche. Ein Mann und eine Frau, die sich sehr vertraut sind.

Der 21ste Mann

war einer, nach dem ich immer gesucht habe. Der, dessen Auswahl ich nicht dem Zufall überlassen wollte. Den ich glaubte finden zu müssen, damit wir Frauen die Hoffnung nicht verlieren. Damit wir das Gefühl haben, daß wir nur lange genug suchen müssen, um ihn zu finden. Diesen Mann, der sich selbst erkennt, der uns Frauen liebt, der ehrlich ist und erotisch...
Mit anderen Worten:

Der Prinz

Ich habe ihn nicht gefunden. Vielleicht gibt es wenige Prinzen – und Prinzessinnen. Und wenn wir einander begegnen, dann laufen wir weg. Weil wir Angst vor Nähe haben, weil wir die Liebe kaum ertragen können. Und doch gehen wir durch die Welt und fordern andere Menschen auf, uns heil zu machen, uns Liebe zu geben, uns zu bestätigen. Die Sehnsucht treibt uns von einem zum anderen.
Die Geschichten dieser Männer haben mich gelehrt: Die Liebe und Vollkommenheit liegt in uns. Wir müssen uns selbst entdecken, uns selbst anerkennen und uns selbst lieben lernen. Nur dann sind wir Prinzen und Prinzessinnen, Götter und Göttinnen. Nur dann können wir wirklich lieben und geliebt werden.

Renate Daimler
Verschwiegene Lust

Frauen über 60 erzählen von Liebe und Sexualität

Broschur

Verschwiegene Lust zeigt, wie wenig wir darüber wissen, was ältere Frauen fühlen; wie arrogant wir annehmen, daß Sehnsucht und Lust ein Privileg der Jugend ist. Es ist aber auch ein Buch, das Frauen Mut machen will und sie auffordert, zu ihrer Lebendigkeit zu stehen.

Renate Daimler/ Gerd Glaeske
Altern ist keine Krankheit

Ein Ratgeber für die zweite Lebenshälfte

KiWi 292

Alt werden will jeder, alt sein niemand. Alter wird automatisch gleichgesetzt mit einsam, hilflos, krank sein. Die Pharmaindustrie hat ein Interesse daran, daß dieses Bild erhalten bleibt.
Wußten Sie, daß alte Menschen im Laufe eines Jahres bis zu 40 Verschreibungen erhalten? ● Daß für die Altersgruppe der über 65jährigen 50 % der Gesamtausgaben für Arzneimittel ausgegeben werden, obwohl sie nur 20 % der Versicherten ausmachen? ● Daß alte Menschen regelmäßig bis zu 4 verschiedene Medikamte einnehmen, obwohl das Risiko von Nebenwirkungen bei ihnen 3-7 mal höher ist als in jungen Jahren?
Altern ist keine Krankheit zeigt auf, wie der Körper altert und wie man damit umgehen kann. Das Buch räumt mit dem Vorurteil auf, daß Altern heißt: sich aus dem Leben zurückziehen ● Spricht von Sexualität im Alter und davon, daß man sich von Klischees befreien sollte; ein befriedigendes Liebesleben ist kein Vorrecht der Jugend ● Hilft bei der Entscheidung, wie man im Alter wohnt und enthält eine Checkliste für die Wahl eines guten Altersheims ● Zählt alle Sportarten auf, die man bis ins hohe Alter hinein betreiben kann und sagt, wie man Überlastungen vermeidet ● Beschreibt die häufigsten Krankheiten im Alter und erklärt, welche Medikamente und Behandlungsmöglichkeiten sinnvoll sind und was man selbst tun kann.

Cheryl Benard / Edit Schlaffer
Rückwärts und auf Stöckelschuhen
... können Frauen so viel wie Männer

KiWi 243

Am Beginn des Weges zu Beruf und Erfolg stellen Männer sich die Aufgabe: so schnell und effizient wie möglich. Frauen fragen sich: Will ich, kann ich, darf ich? Und schaff' ich das überhaupt, wenn ich mir neben dem Beruf auch noch Ehe und Kinder wünsche? Dieses Buch zeigt Frauen ihre unnötigen Umwege und selbstgelegten Fallen und gibt Ratschläge, wie es auch anders geht, ohne daß sie ihre Ansprüche auf Integration von Beruf und Privatleben aufgeben.

KiWi Paperbackreihe bei Kiepenheuer & Witsch

Cheryl Benard / Edit Schlaffer
Grenzenlos weiblich
Europas schwaches Geschlecht: stark im Kommen

KiWi 293

In diesem Buch stellen sich Frauen vor, die es, wie man so sagt, »geschafft«, Karriere gemacht haben. Von jeder läßt sich etwas lernen. Ihre Wege zum Erfolg sind oft Umwege, die sie aber trotzdem zum Ziel führen.

KiWi Paperbackreihe bei Kiepenheuer & Witsch

Herrad Schenk
Die Schöne und die Hure

Die Befreiung des weiblichen Begehrens

Broschur

Seit der sexuellen Revolution sind die Frauen aufgebrochen, ihre Sexualität selbst zu bestimmen. Aber noch immer sehen sie sich umstellt von den Bildern, die sich die Männer in Jahrhunderten von ihnen gemacht haben. In dieser Situation zieht das Buch von Herrad Schenk eine erste, historisch begründete Bilanz, fundiert durch reiches überraschendes Material, scharfe Analysen und die eigene generationsspezifische Erfahrung.

Kiepenheuer & Witsch

Jutta Ditfurth
Träumen Kämpfen Verwirklichen

KiWi 158
Originalausgabe

Jutta Ditfurth gibt in ihrem Buch ein umfassendes Bild der Motive ihres politischen Handelns, der überraschend weitgesteckten Felder ihrer Aktivitäten und ihrer theoretischen Positionen in den Auseinandersetzungen mit den politischen Kräften der Bundesrepublik.

Damit ist dieses Buch auch ein Beitrag zur politischen Geschichte der Bundesrepublik »von unten«. Aus radikaldemokratischer und radikal-ökologischer Sicht entwickelt sie eine Position gegen Anpassung und Resignation »jenseits von bewaffnetem Kampf und reformistischer Anpassung in der heutigen Bundesrepublik« *Jutta Ditfurth*.

KiWi Paperbackreihe bei Kiepenheuer & Witsch